El Control de la
DIABETES
GUÍA Y LIBRO DE COCINA

Más de 100 recetas fáciles, saludables y
deliciosas para la Diabetes.

ANDY HANNAH

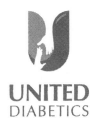

UNITED
DIABETICS

El Control de la
DIABETES
GUIA Y LIBRO DE COCINA

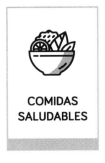

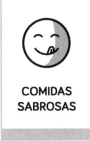

COMIDAS SALUDABLES

FÁCILES DE COCINAR

COMIDAS SABROSAS

El **Control de la Diabetes guía y libro de cocina** contiene recetas que lo ayudarán a controlar su Diabetes para prevenir serias complicaciones.

Más de **100 Fáciles, Deliciosas** y **saludables recetas.**

ISBN: 9781688543508

Impreso en los Estados Unidos de América

Contenido

Introducción

En los Estados Unidos, la Diabetes representa la séptima causa de muerte, 30.3 millones de estadounidenses tienen Diabetes que es aproximadamente el 9.4% de la población, un tercio de los estadounidenses tienen prediabetes y el 90% de ellos no saben que la tienen, por lo que sin una nutrición adecuada , ejercicio y pérdida de peso del 15-30% de estas personas desarrollarán Diabetes tipo 2 dentro de 5 años.

Ser diagnosticado con Diabetes no significa que deba dejar de comer los alimentos que le gustan o sacrificar a los miembros de su familia, mas bien todos debemos comer de manera saludable para evitar problemas de salud y más aún si hay antecedentes de personas diabéticas en su familia. Si le han diagnosticado Diabetes, no se asuste, siguiendo las pautas nutricionales apropiadas y con la ayuda de su médico, puede vivir de una manera normal y saludable.

La clave para tratar la Diabetes comienza en la dieta. Si maneja sus niveles de azúcar en la sangre satisfactoriamente, no tendrá que usar medicamentos, esto lo podrá lograr haciendo mejores elecciones de alimentos saludables y controlando las porciones que comemos.

Con El Control de la Diabetes guía y libro de cocina, aprenderá sobre la Diabetes, cómo prevenirla o enfrentarla a través de diferentes métodos, recetas deliciosas y saludables.

Empezando

¿Qué es la Diabetes?

La Diabetes es una enfermedad crónica que se caracteriza por un aumento de glucosa en la sangre porque el páncreas no produce insulina o la produce de manera deficiente.

La insulina es una hormona que se produce en las células beta pancreáticas cuya función principal es promover la entrada de glucosa en las células del cuerpo. Cuando esto se produce mal o hay una ausencia total, se produce una acumulación excesiva de glucosa en el torrente sanguíneo, también conocida como hiperglucemia.

Los niveles altos de glucosa pueden causar complicaciones en el corazón, arterias, ojos, riñones y nervios. En casos más severos, la Diabetes puede conducir a la muerte.

Aunque la Diabetes no tiene cura, es importante que las personas tomen medidas saludables para controlar su enfermedad y mantenerse saludables.

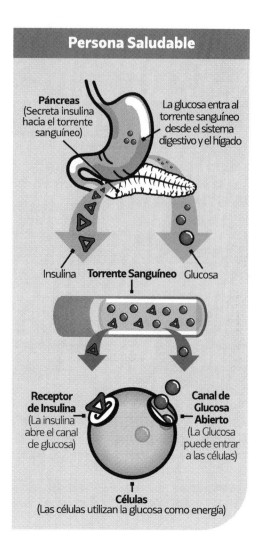

Persona Saludable

Páncreas
(Secreta insulina hacia el torrente sanguíneo)

La glucosa entra al torrente sanguíneo desde el sistema digestivo y el hígado

Insulina   **Torrente Sanguíneo**   Glucosa

Receptor de Insulina
(La insulina abre el canal de glucosa)

Canal de Glucosa Abierto
(La Glucosa puede entrar a las células)

Células
(Las células utilizan la glucosa como energía)

Tipos de Diabetes

Diabetes Tipo 1
Suele aparecer durante la Infancia o adolescencia.

Diabetes Tipo 2
Suele aparecer después de los 40 años.

Diabetes Gestacional
Suele ocurrir en la segunda mitad del embarazo

¿Qué es la Diabetes Tipo 1?

La Diabetes tipo 1 generalmente se diagnostica en niños y adolescentes, aunque puede ocurrir a cualquier edad. Esto se caracteriza por la ausencia de insulina porque el sistema inmunitario de nuestro cuerpo ataca y destruye las células del páncreas (las células beta) que la producen. Las personas con Diabetes tipo 1 dependen de la insulina, por lo que deben usar insulina todos los días para sobrevivir.

La Diabetes tipo 1 no se puede prevenir. Ninguno de los médicos puede saber quién se desarrollará y quién no, la mejor manera de prevenirlo es a través de prácticas de vida saludable (alimentación, actividades físicas y evitar el alcohol, el tabaco y otras drogas).

Alrededor del 5% de las personas con Diabetes tienen este tipo. Con la ayuda de la terapia con insulina y otros tratamientos, incluso los niños con Diabetes tipo 1 pueden aprender a controlar su enfermedad y tener una vida larga, saludable y feliz.

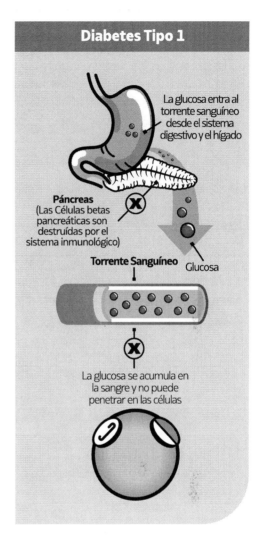

Diabetes Tipo 1

La glucosa entra al torrente sanguíneo desde el sistema digestivo y el hígado

Páncreas
(Las Células betas pancreáticas son destruidas por el sistema inmunológico)

Torrente Sanguíneo   Glucosa

La glucosa se acumula en la sangre y no puede penetrar en las células

¿Qué causa la Diabetes Tipo 1?

No está claro exactamente qué causa que el sistema inmunitario reaccione a las células beta. Algunas personas están predispuestas a la enfermedad debido a su herencia. Un historial familiar de Diabetes tipo 1 se encuentra en poco menos del 10% de los casos. Es probable que la enfermedad sea el resultado de una combinación de factores genéticos y ambientales. La exposición a ciertos virus o alimentos en una etapa temprana de la vida podría, por ejemplo, desempeñar un papel en el inicio de la enfermedad.

¿Qué es la Diabetes Tipo 2?

La Diabetes tipo 2 ocurre cuando el cuerpo no puede producir o no puede usar la insulina adecuadamente. Es la forma más común de Diabetes, entre el 90 y el 95% de todos los casos, puede aparecer a cualquier edad, pero es mucho más frecuente en personas de mediana edad y ancianos. Este tipo de Diabetes está directamente relacionado con el sobrepeso, el sedentarismo y los hábitos alimenticios inadecuados.

A diferencia de la Diabetes tipo 1, las personas con alto riesgo de Diabetes tipo 2 pueden prevenir y retrasar la aparición de Diabetes si mantienen un peso corporal adecuado, realizan actividad física regularmente y buenos hábitos alimenticios.

El tratamiento puede variar según la etapa en que se diagnostica la enfermedad. Dependiendo de la gravedad, se puede controlar con actividad física y planificación de alimentos. En otros casos, requiere el uso de insulina y / u otros medicamentos para controlar la glucosa.

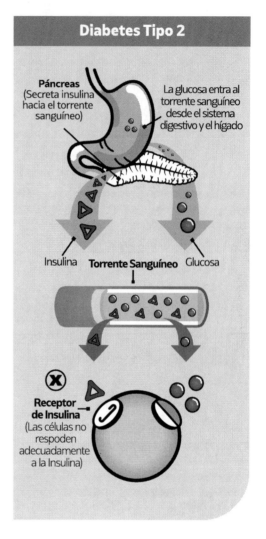

Diabetes Tipo 2

Páncreas (Secreta insulina hacia el torrente sanguíneo)

La glucosa entra al torrente sanguíneo desde el sistema digestivo y el hígado

Insulina   **Torrente Sanguíneo**   Glucosa

Receptor de Insulina (Las células no respoden adecuadamente a la Insulina)

¿Qué Causa la Diabetes Tipo 2?

Su causa principal es la obesidad porque el tejido graso produce sustancias que disminuyen la sensibilidad de los receptores de insulina, razón por la cual ocurre lo que conocemos como resistencia a la insulina.

La Diabetes tipo 2 también puede ocurrir en personas que no tienen sobrepeso o que no son obesas. Esto es más común en adultos mayores.

¿Qué es la Diabetes Gestacional?

La Diabetes gestacional ocurre durante el embarazo. La mayoría de las veces, este tipo de Diabetes desaparece después del nacimiento del bebé. Sin embargo, cuando una mujer ha tenido Diabetes gestacional, es más probable que tenga Diabetes tipo 2 más adelante en la vida.

Toda mujer embarazada debe realizar la prueba de Diabetes regularmente durante la atención prenatal. Las mujeres con la enfermedad tienen un mayor riesgo de complicaciones durante el embarazo y el parto. La mayoría de las veces se detecta en el tercer trimestre del embarazo a través de una prueba de sobrecarga de glucosa.

Este tipo de Diabetes está relacionado entre el 2 y el 4% de todas las mujeres embarazadas e implica un mayor riesgo de desarrollo posterior de Diabetes tanto para la madre como para el bebé.

¿Qué causa la Diabetes Gestacional?

Durante el embarazo, la placenta, que conecta al bebé con el suministro de sangre, produce altos niveles de otras hormonas. Casi todas inhiben la acción de la insulina en las células, lo que eleva el nivel de azúcar en la sangre.

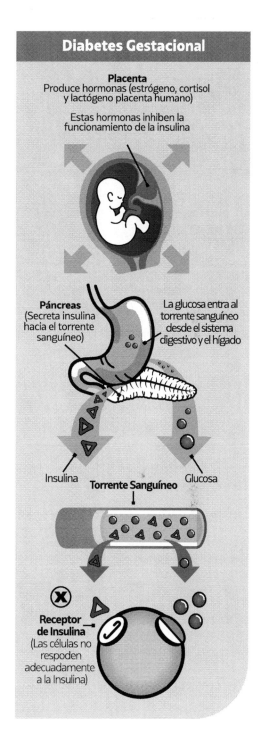

Diabetes Gestacional

Placenta
Produce hormonas (estrógeno, cortisol y lactógeno placenta humano)

Estas hormonas inhiben la funcionamiento de la insulina

Páncreas
(Secreta insulina hacia el torrente sanguíneo)

La glucosa entra al torrente sanguíneo desde el sistema digestivo y el hígado

Insulina   **Torrente Sanguíneo**   Glucosa

Receptor de Insulina
(Las células no respoden adecuadamente a la Insulina)

Señales y Síntomas de la Diabetes

Los primeros síntomas de Diabetes pueden ser sutiles o parecer inofensivos, especialmente aquellos con prediabetes o Diabetes tipo 2, pero con el tiempo estas personas pueden tener complicaciones relacionadas con la Diabetes, incluso si no habían tenido los síntomas, sin embargo, en la Diabetes tipo 1, los síntomas tienden a aparecer rápidamente y ser más serio.

Los niveles anormalmente altos de azúcar en la sangre desencadenan una variedad de síntomas en la Diabetes tipo 1 y tipo 2 que pueden conducir a complicaciones agudas. Estos deben tratarse rápidamente para tomar las medidas necesarias y evitar daños a la salud por adelantado.

Los síntomas agudos más importantes de la Diabetes son:

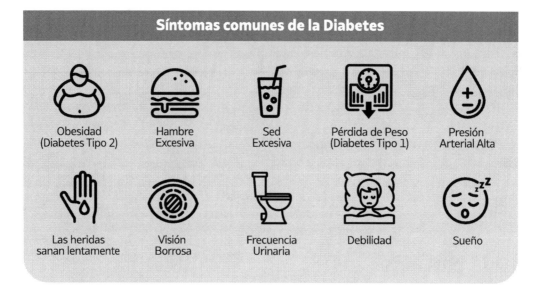

Síntomas comunes de la Diabetes

| Obesidad (Diabetes Tipo 2) | Hambre Excesiva | Sed Excesiva | Pérdida de Peso (Diabetes Tipo 1) | Presión Arterial Alta |
| Las heridas sanan lentamente | Visión Borrosa | Frecuencia Urinaria | Debilidad | Sueño |

Si sospecha que usted o su hijo pueden tener Diabetes, si ve algunos síntomas posibles de Diabetes, comuníquese con su médico, cuanto antes se diagnostique la enfermedad, antes podrá comenzar el tratamiento.

Si ya le han diagnosticado Diabetes. Después de recibir el diagnóstico, necesitará un seguimiento médico estricto hasta que sus niveles de azúcar en la sangre se estabilicen.

Complicaciones de la Diabetes

La Diabetes aumenta el riesgo de desarrollar problemas de salud graves, es importante mantener un nivel normal de azúcar en la sangre porque los niveles altos pueden causar enfermedades que afectan el corazón, los vasos sanguíneos, los riñones, los nervios y los dientes. Con el tiempo, las complicaciones de la Diabetes pueden provocar discapacidad o poner en peligro la vida.

La Diabetes puede pasar desapercibida durante años, en los que ya produce complicaciones. Por lo tanto, es importante prestar atención e ir al médico para realizar una prueba de glucosa, especialmente en casos de personas con antecedentes familiares de Diabetes o factores de riesgo como obesidad, hipertensión, Diabetes gestacional.

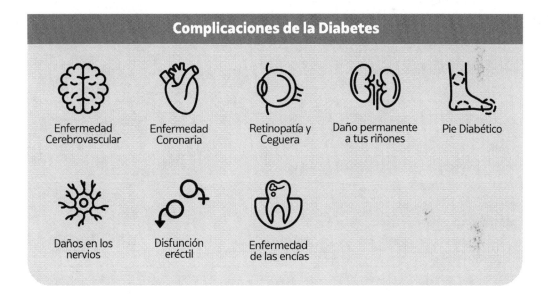

Complicaciones de la Diabetes

Enfermedad Cerebrovascular

Enfermedad Coronaria

Retinopatía y Ceguera

Daño permanente a tus riñones

Pie Diabético

Daños en los nervios

Disfunción eréctil

Enfermedad de las encías

Si tiene algunas de las complicaciones mencionadas anteriormente, llame a su médico y haga una cita para una prueba de Diabetes. Por lo tanto, las personas con Diabetes necesitan un control regular.

Mantener hábitos y estilos de vida saludables es la mejor manera de controlar y prevenir enfermedades.

¿Se puede prevenir la Diabetes?

Actualmente no es posible prevenir la Diabetes tipo 1, a pesar de los muchos intentos que se han hecho, por lo tanto, cuando las personas hablan sobre la prevención de la Diabetes, se refieren a la Diabetes tipo 2 porque la causa más importante es la obesidad, por lo que debemos evitar las prácticas no saludables como el estilo de vida sedentario, las comidas poco saludables, la falta de sueño, el tabaquismo y el alcohol.

Sin embargo, una vez que la enfermedad ha sido diagnosticada, se debe prevenir la aparición de complicaciones micro y macrovasculares. Debemos seguir el tratamiento prescrito por nuestros expertos en salud y realizar revisiones periódicas.

Los expertos dicen que si tomamos las medidas preventivas necesarias, podemos reducir hasta un 80% la posibilidad de tener Diabetes tipo 2, en cambio, la Diabetes tipo 1 no se puede prevenir, sin embargo, en este momento los investigadores están trabajando para identificar posibles formas de prevenir o retrasar la Diabetes.

Ciertas personas tienen más probabilidades que otras de desarrollar Diabetes tipo 2 debido a otros factores que no se pueden cambiar. Por ejemplo, las personas de origen indio americano, afroamericano, hispano / latino o asiático isleño del Pacífico tienen más probabilidades de desarrollar Diabetes tipo 2. Las personas con familiares que tienen Diabetes tipo 2 también corren un mayor riesgo de desarrollarla.

Promover una dieta saludable, equilibrada y practicar actividades físicas es una prioridad del gobierno de los Estados Unidos ya que los costos de atención médica para los estadounidenses con Diabetes son 2.3 veces más altos que aquellos sin Diabetes.

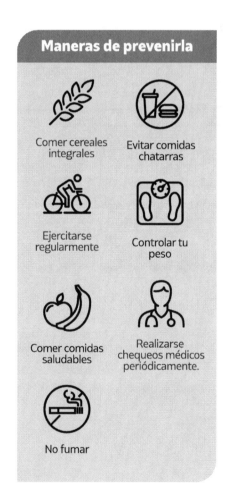

Maneras de prevenirla

Comer cereales integrales

Evitar comidas chatarras

Ejercitarse regularmente

Controlar tu peso

Comer comidas saludables

Realizarse chequeos médicos periódicamente.

No fumar

¿Como saber si tiene Diabetes?

Por lo general, nuestro médico es el que nos pedirá que realicemos varias pruebas para diagnosticar la Diabetes y la prediabetes, pero primero deben haberse presentado signos o síntomas característicos, como sed constante, frecuencia urinaria, aumento del apetito, pérdida de peso sin razón aparente, cansancio, otros. Para diagnosticar Diabetes o prediabetes, nuestros médicos nos enviarán a realizar las siguientes pruebas: Glucosa en ayunas, curva de tolerancia a la glucosa y hemoglobina glucosilada.

	A1C (Porcentaje)	Glucosa en plasma en ayunas (mg/dL)	Tolerancia oral a la glucosa (mg/dL)
Diabetes	6.5 ó mayor	126 ó mayor	200 ó mayor
Prediabetes	5.7 - 6.4	100 - 125	140 - 199
Normal	5	99 ó menor	139 ó menor

Prueba A1C. Es un análisis de sangre que mide el nivel promedio de glucosa o azúcar en la sangre durante los últimos tres meses. Los médicos recetan esta prueba sola o en combinación con otras pruebas de Diabetes para hacer un diagnóstico, pero también la usan para saber qué tan bien está manejando su Diabetes. El valor normal es entre 4 y 6%, el objetivo de un diabético debe ser inferior al 7%, cuanto mayor sea el nivel, mayor será la cantidad de glucosa fijada en los glóbulos rojos.

Glucosa en plasma en ayunas. Es el análisis de sangre en ayunas y mide la cantidad de glucosa en sangre durante un tiempo determinado. Esto debe hacerse después de un ayuno de 8 horas.

Prueba de tolerancia oral de glucosa. Esta prueba se realiza mediante la obtención de una muestra de sangre donde se medirá la glucosa después de un ayuno durante 8 horas. El paciente tendrá que beber un líquido que contenga 75 g de glucosa y luego tomar muestras de sangre cada hora durante 2 o 3 horas.

Diabetes en EEUU

30.3

Millones de Américanos tienen **Diabetes**

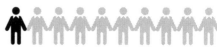

9.4% De la población de EEUU tiene Diabetes.

1 de cada 10 tiene **Diabetes**

Prediabetes en EEUU

84.1

Millones de Americanos tienen **Prediabetes**

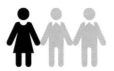

Aproximadamente 1 de cada 3 tiene **Prediabetes**.

Cada 19 segundos
Un ciudadano Estadounidense es diagnósticado con Diabetes.

Sin pérdida de peso
15-30% de las personas con prediabetes desarrollaran Diabetes Tipo 2 dentro de los próximos 5 años.

$327 Billones por año
El costo total estimado de Diabetes diagnosticada en 2017

Costos de atención médica para estadounidenses con Diabetes es **2.3X** veces mayor que aquellos sin **Diabetes**

7ma
Causa principal de muerte en el país.

El riesgo de muerte para los adultos con Diabetes es **50% más alto** que los adultos que no la tienen.

Entendiendo los nutrientes

Macronutrientes

Los macronutrientes son sustancias contenidas en los alimentos que son necesarias para vivir, estas sustancias proporcionan energía a nuestros cuerpos para un funcionamiento adecuado, así como otros elementos necesarios para reparar y construir estructuras orgánicas, promover el crecimiento y regular los procesos metabólicos.

Los 3 macronutrientes son carbohidratos, proteínas y grasas, aunque nuestro cuerpo puede usarlos como energía, cada uno tiene un rol en nuestro cuerpo y tiene funciones específicas.

Macronutriente	Calorías	Algunas fuentes
Carbohidratos	4 por gramo	Frutas, granos, legumbres, vegetales con almidón, vegetales sin almidón, lácteos.
Proteínas	4 por gramo	Carne, aves, mariscos, huevos, lácteos, pescado, proteína en polvo.
Grasas	9 por gramo	Huevos, aguacates, nueces, pescado graso, aceite de oliva, coco, almendras, sardinas.

El macronutriente que tiene el mayor porcentaje en cada alimento determinará cómo se clasifica.

¡Es muy importante comprender cómo cada macronutriente juega un papel diferente en el cuerpo y adaptar su dieta en consecuencia!

Carbohidratos

Los carbohidratos son parte de los tres macronutrientes principales que son esenciales para una dieta equilibrada, son la fuente principal y más importante que proporciona energía a nuestro cuerpo que obtenemos a través de los alimentos para realizar las tareas diarias y las actividades físicas, una vez que comemos alimentos que contienen carbohidratos, nuestro sistema digestivo los convierte en glucosa (azúcar en la sangre) que nuestro cuerpo utiliza para proporcionar energía a nuestras células, tejidos y órganos, especialmente al cerebro y al sistema nervioso, cada gramo de carbohidratos contiene 4 calorías.

Es importante ingerir la cantidad suficiente de carbohidratos que nuestro cuerpo necesita para que pueda funcionar correctamente y así evitar que otros macronutrientes se utilicen como energía.

Dependiendo de su estructura química, podemos nombrarlos como carbohidratos simples y compuestos.

Los carbohidratos simples se absorben rápidamente y nos proporcionan energía de inmediato, algunas fuentes saludables donde podemos encontrarlos son las frutas, verduras y productos lácteos.

Los carbohidratos complejos tienen una estructura molecular más compleja que los carbohidratos simples y son ricos en fibra, vitaminas y minerales esenciales, granos enteros, verduras y legumbres.

% Diario

± 45%
Calorías

Por comida

45 – 60 G
Hombres

30 – 45 G
Mujeres

Por Snack

10 – 25 G
Hombres /
Mujeres

Proteínas

Las proteínas son macronutrientes esenciales para el buen funcionamiento y crecimiento del organismo, están formadas por un conjunto de aminoácidos, las células de nuestro cuerpo usan los aminoácidos para construir nuestras proteínas y gracias a ellas se forman los tejidos, las enzimas, las hormonas, los anticuerpos y algunos neurotransmisores, estos también son una forma de energía para nuestro cuerpo, cada gramo contiene 4 calorías.

Por lo tanto, estos son esenciales para la formación o reparación de músculos, huesos u otros tejidos. Algunas proteínas funcionan como enzimas que facilitan las reacciones químicas del cuerpo. Otros trabajan como transportadores que transportan nutrientes como lípidos (lipoproteínas), vitaminas o minerales. Ciertas hormonas son de naturaleza proteica, como la insulina y el glucagón, que participan en el mantenimiento de niveles óptimos de azúcar en la sangre. Las proteínas también tienen una función reguladora, permitiendo la expresión de algunos genes o regulando la división celular.

Los alimentos más ricos en proteínas son principalmente de origen animal, como huevos, carne, pescado o lácteos. Sin embargo, hay muchos alimentos de origen vegetal que contienen una gran cantidad de proteínas en su composición.

% Diario

± 25%
Calorías

Por comida

21 – 28 G

Por snack

0 – 7 G

Grasas

Las grasas también son parte de los macronutrientes y están presentes tanto alimentos animales como vegetales. Con 9 calorías por gramo, es la fuente más densa de calorías requeridas por el cuerpo humano, ya que estas son cruciales para el correcto funcionamiento de nuestro cuerpo, no solo nos proporcionan energía sino que también hacen posible que otros nutrientes hagan su trabajo, a través de estos, nuestro cuerpo puede absorber y acumular vitaminas liposolubles (A, D, E y K) en el tejido hepático y el tejido adiposo.

Sin embargo, no todas las grasas son iguales y debemos prestar atención al tipo de grasa que incluimos en nuestra dieta, algunas son saludables, otras neutrales, mientras que otras son perjudiciales para nuestra salud.

La fuente de alimentos saludables ricos en grasas incluye pescado, aguacates, huevos, nueces, coco, aceite de oliva, semillas, garbanzos.

% Diario

± 30%
Calorías

Por comida

10 - 15 G

Por snack

0 - 10 G

Tipos de grasas	Valores diarios
Grasas monosaturada	15-20%
Grasas poliinsaturada	5-10%
Grasas saturada	10%
Grasas Trans	0%
Colesterol	300 mg

♡ Colesterol

El colesterol es uno de los lípidos o grasas que se encuentran en todas las células de nuestro cuerpo, necesitamos colesterol para producir hormonas, vitamina D y sustancias que nos ayudan a digerir los alimentos como los ácidos biliares que facilitan la digestión de los alimentos grasos, nuestro cuerpo produce todo el colesterol que necesita, pero también podemos encontrarlo en alimentos de origen animal, como yema de huevo, carne y queso.

El colesterol alto es perjudicial para la salud y esto se debe a un estilo de vida poco saludable, como malos hábitos alimenticios, baja actividad física y fumar. Tener niveles muy altos de colesterol en la sangre puede causar daño a las arterias y aumentar el riesgo de enfermedad cardíaca.

Hay dos tipos principales de colesterol:

· Colesterol malo (LDL) o lipoproteína de baja densidad, que se acumula en las arterias y las obstruye.

· El colesterol bueno (HDL) o las lipoproteínas de alta densidad ayudan a eliminar el colesterol de las arterias.

Por día
300 mg Persona sana

Por día
200 mg Enfermedad del corazón

Evitar estos alimentos altos en colesterol

- · Higado de Pollo
- · Yema de huevo
- · Piernas de pollo
- · Hamburguesas

Sodio

El sodio es un mineral esencial para el cuerpo humano. La forma más común conocida es el cloruro de sodio o la sal de mesa, ya que también podemos encontrarlo en los alimentos de forma natural y esto sería suficiente para cubrir las recomendaciones establecidas, sin embargo, la sociedad moderna lo consume en exceso en grandes cantidades. no debemos consumir más de 2,300 mg de sodio al día, pero las personas con hipertensión o riesgo elevado de enfermedad cardiovascular, su ingesta de sodio deber ser menos de 1,500 mg por día.

El sodio mantiene el equilibrio de líquidos y es un nutriente utilizado en la transmisión del impulso nervioso y la contracción muscular.

Demasiado sodio normalmente conduce a hipertensión y daño renal. Cuando los riñones, responsables de eliminarlo, no pueden hacerlo debido a un exceso de este mineral, puede producirse presión arterial alta.

Por día
2,300 mg
Persona sana

Por día
1,500 mg
Presión arterial alta

Evitar estos alimentos altos en sodio

- Vegetales, Productos de tomate y sopas enlatadas.
- Fideos instantáneos con paquete de sabor.
- Embutidos y fiambres.
- Salchichas, tocineta y hot dogs.
- Condimentos como salsa de soya, ketchup y pepinillos.

Azúcar

El azúcar común, químicamente conocida como sacarosa, cuya característica principal es el sabor dulce, es una sustancia que forma parte de nuestra dieta. De hecho, se encuentra en alimentos que contienen almidón (arroz, pasta o pan) y también en frutas.

Los tipos más comunes de azúcares:

La sacarosa a menudo se llama azúcar de mesa. Hecho de glucosa y fructosa, se extrae de la caña de azúcar o la remolacha azucarera y también está presente de forma natural en la mayoría de las frutas y verduras.

La fructosa y la glucosa se encuentran en frutas, verduras y miel.

La lactosa se denomina comúnmente azúcar de la leche porque se encuentra en la leche y los productos lácteos.

La maltosa también se conoce como azúcar de malta y se encuentra en las bebidas malteadas y en la cerveza.

Como la mayoría de los alimentos, el azúcar es saludable en cantidades adecuadas. En este sentido, cabe señalar que la glucosa es la sustancia que da energía a nuestro cerebro. Sin embargo, si se consume en exceso, traerá una serie de problemas de salud como obesidad, caries dental, Diabetes tipo 2 e hipertensión.

Por día

37.5 G
Hombres

Por día

25 G
Mujeres

Métodos para planificar comidas

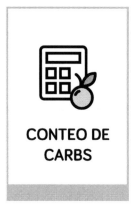

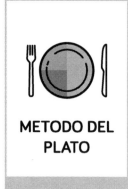

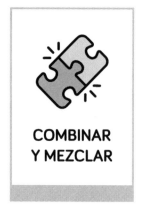

CONTEO DE CARBS

METODO DEL PLATO

COMBINAR Y MEZCLAR

Con este libro aprenderá acerca de diferentes
métodos para planificar comidas, pruebe el método
que mejor encaje con usted para controlar su niveles
de azúcar en la sangre para evitar riesgos y complicaciones.

Para el **método del plato** y **conteo de carbohidratos**
usted puede usar la lista de intercambio de alimentos
(Páginas 30 - 35)

Para **Combinar y Mezclar**, Primero aprenda como combinar
comidas de una forma balanceada para luego utilizar
las recetas y poder combinarlas correctamente.

Contando carbohidratos

Es una forma de planificar sus comidas, esta herramienta es muy utilizada y muchos pacientes diabéticos la prefieren por su control glucémico, consiste en el conteo de carbohidratos ya que estos son los que tienen el mayor impacto en la glucosa en sangre, para esto podemos usar la Información nutricional de las etiquetas o tablas de composición de alimentos.

Es bueno recordar que una ración de carbohidratos es igual a 15 gramos de carbohidratos (o con frecuencia, de 10 a 15 gramos) y debe mantenerse en el rango:

Hombres: 45-60 gramos de carbohidratos en cada comida.

Mujeres: 45-60 gramos de carbohidratos en cada comida.

Hombres / Mujeres: 15-25 gramos de carbohidratos en cada merienda.

Con este método podemos saber qué cantidad de insulina se debe administrar después de cada comida y para esto hay diferentes formas, pero las más utilizadas son:

Regla general para adultos	1 unidad de insulina rápida o ultrarrápida cubre 15 gramos de carbohidratos.
Regla general para niños	En esta regla, suponemos que 1 unidad de insulina rápida o ultrarrápida cubre 20-30 gramos de carbohidratos.
Regla 500	En esta regla, 500 se divide por la dosis total de insulina administrada en 24 horas. Ej: la insulina total por día es de 10 UI. 500: 10 = 50, por lo que en este caso, 1UI ultrarrápido debería cubrir 50 g de carbohidratos.

Midiendo el tamaño de las porciones con las manos

Es muy importante saber el tamaño de la porción de los alimentos que elegimos comer; Podemos utilizar una herramienta simple y práctica llamada "El método de la mano". Con esta guía, será más fácil orientar y calcular las porciones apropiadas de carnes, aderezos, aceites, guarniciones o pastas al momento de servir el plato, ya sea en casa o comiendo fuera.

Mire esta tabla que explica claramente la relación entre las partes o posiciones de sus manos y las porciones de los grupos de alimentos que debe comer.

Utilizando tus manos		
	Puño cerrado *Cereal, frutas frescas, vegetales crudos o ensaladas.*	**1 taza**
	Palma de la mano *Carne, Pescado, Aves.*	**3-4 onzas**
	Mano ahuecada *Pasta, Papas, Frijoles, vegetales cocidos.*	**1/2 taza**
	Dos manos ahuecadas *Patatas fritas, galletas saladas.*	**1 onza**
	Pulgar *Aderezo para ensaladas, mantequilla de maní, queso, crema, mayonesa.*	**1 cucharada**
	Punta del pulgar *Grasas y aceites.*	**1 cucharadita**

El método del plato

El método del plato es una forma fácil y efectiva de controlar los niveles de glucosa y perder peso, este método solo requiere una visualización simple para incluir la comida en grupos para hacer una comida completa, variada y saludable.

Podemos utilizar el método del plato para lograr nuestros objetivos específicos de salud y nutrición. El método del plato le permite controlar el tamaño de las porciones de los alimentos, particularmente aquellos que tienen el mayor impacto en el nivel de glucosa en la sangre, como los carbohidratos, así como la mayoría de los alimentos sin almidón para garantizar una dieta más equilibrada con alimentos ricos en vitaminas, minerales y fibras que son esenciales para el buen funcionamiento de nuestro cuerpo. También nos ayuda a obtener suficiente proteína magra.

Llene la mitad de un plato de 9 pulgadas con una taza de vegetales sin almidón; una cuarta parte del plato con alimentos ricos en proteínas; y una cuarta parte del plato con alimentos con carbohidratos. Agregue una pequeña porción de fruta y una porción de lácteos.

"Para una mejor comprensión de los alimentos que puede incorporar, puede tomar como referencia la lista de alimentos que hemos presentado".

Como debe verse

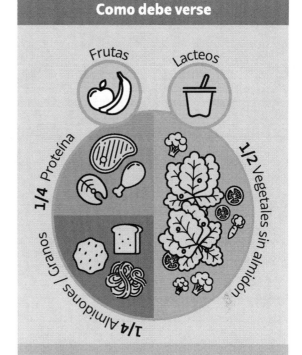

Consejos útiles

Vegetales sin almidón: Elija de 1 a 2 tazas de verduras sin almidón, también puede medir estas porciones con el puño cerrado.

Proteínas: Elija de 3-4 onzas de carne magra, pollo o pescado, también puede medir esta porción con la palma de la mano.

Almidones / Granos: Consulte los carbohidratos. En la sección enumerada más adelante, se recomienda elegir 1-2 carbohidratos (15-30 gramos).

Para hacerlo más equilibrado, complete el plato agregando una porción de fruta o leche, pero tenga en cuenta que no debe exceder los 60 gramos de carbohidratos por comida.

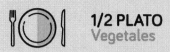

1/2 PLATO
Vegetales

Vegetales sin almidón

Las verduras están llenas de vitaminas, minerales, fibra y fitoquímicos, y con tan pocas calorías y carbohidratos, ¡todos pueden disfrutar más!

Las verduras sin almidón son un grupo de alimentos donde puedes satisfacer tu apetito.

Cada artículo enumerado contiene aproximadamente 5 gramos de carbohidratos por porción. Elija de 1 a 2 tazas de vegetales sin almidón.

¿Cuanto es una porción de verduras?
½ taza cocida o 1 taza cruda.

Alcachofa

Corazones de alcachofa

Espárragos

Frijoles (verde, cera, italiano)

Brotes de soja

Remolacha

Brócoli

coles de Bruselas

Repollo

Zanahorias

Coliflor

Apio

Pepino

Berenjena

Verdes (col, col rizada, mostaza, nabo)

Cebollas verdes

Colinabo

Puerros

Vegetales mixtos (sin maíz, guisantes)

Champiñones (cocidos)

Quimbombó

Cebollas

Vainas de guisantes

Rábanos

Ensaladas verdes

Espinacas

Calabaza de verano

Tomate

Nabos

Castañas de agua

Berro

Calabacín

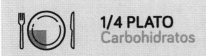

1/4 PLATO
Carbohidratos

Granos/verduras con almidón

Los granos, panes, cereales, vegetales con almidón y legumbres (frijoles) caben en esta sección del plato. Cuando sea posible, elija alimentos integrales, que sean ricos en vitaminas, minerales, fitoquímicos y fibras.

Cada artículo enumerado con el tamaño de porción que lo acompaña contiene aproximadamente 15 gramos de carbohidratos o 1 porción (intercambio) de carbohidratos. Para un plato más equilibrado y teniendo en cuenta que no exceda los 60 gramos por comida, se recomienda elegir 1 a 2 porciones y agregar 1 porción de fruta o leche.

Vegetales con almidón	
Maíz	1/2 taza
Maíz en la mazorca (6 pulgadas)	1
Guisantes verdes	1/2 taza
Papa al horno o hervida	1 peq. (3 oz)
Papa, puré	1/2 taza
Calabaza, invierno	1 taza
Ñame, batata, simple	1/2 taza
Frijoles horneados	1/3 taza

Cereales / Granos / Pastas	
Cereales de salvado	1/2 taza
Bulgur	1/2 taza
Cereales cocidos	1/2 taza
Harina de maíz, seca	3 cdta.
Semillas de uva	1/4 taza
Sémola cocida	1/2 taza
Cereales sin azúcar	3/4 taza
Cereales azucarados	1/2 taza
Pasta cocida	1/2 taza
Cereal inflado	1 1/2 taza
Arroz blanco o marrón (cocido)	1/3 taza
Trigo triturado	1/2 taza

Frijoles secos / Guisantes / Lentejas	
Frijoles y guisantes cocidos (como riñón, blanco, ojo morado)	1/2 taza
Lentejas (cocidas)	1/2 taza
Habas	2/3 taza

Pan	
Rosquilla	1/2 (1 oz)
Pan blanco, trigo, centeno	1 reb. (1oz)
Pan bajo en calorías	2 reb.
Levantando sin escarcha	1 reb. (1 oz)

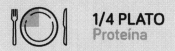

1/4 PLATO
Proteína

Proteína magra

Cada porción de carne y sustituto en esta lista contiene aproximadamente 7 gramos de proteína. La cantidad de grasa y calorías varía, dependiendo de la elección. un buen punto de partida es elegir de 3 a 4 onzas (21 - 28 gramos) de proteína en cada comida y alrededor de 1 onza (7 gramos) de proteína en los bocadillos. Un intercambio de carne es el siguiente:

· *1 onza de carne, pollo, pescado o queso*
· *1/2 taza de frijoles secos*

Lista de carnes muy magras y sustitutos

(Un intercambio tiene 7 gramos de proteína, 0-1 gramos de grasa y 35 calorías y equivale a cualquiera estos alimentos)

Aves: pollo o pavo   1 oz
(carne blanca sin piel),
Gallina de Cornualles (sin piel).

Pescado: Bacalao fresco o   1 oz
congelado, lenguado, halibut, trucha;
atún fresco o enlatado en agua.

Mariscos: Almejas, cangrejo,   1 oz
langosta, vieiras, camarones,
imitación de mariscos.

de Caza: Pato o faisán (sin piel),   1 oz
venado, búfalo, avestruz.

Queso con 1 gr o menos grasa por onza
Queso cottage sin o bajo en grasa. 1/4 taza
Queso sin grasa.   1 oz

Otros:
Claras de huevo   2
Sustitutos de huevo   1/4 taza

Carne magra y sustitutos

(Un intercambio tiene 7 gramos de proteí-na, 3 gramos de grasa, 55 calorías y equivale a cualquiera de estos alimentos)

Carne de vaca: USDA reporta   1 oz
como buenas eleciones de carne
magra; redondo, solomillo, y flanco
filete; filete de lomo y rosbif.

Cerdo: Carne de cerdo magra,   1 oz
Jamón fresco, Jamón enlatado, curado
o hervido, Tocino canadiense, lomo.

Cordero: rosbif, chuleta, pierna.   1 oz

Ternera: Chuleta magra, rosbif.   1 oz

Aves: Pollo, Pavo, Gallina   1 oz
de cornualles (sin piel).

de Caza: Conejos,   1 oz
Ganso (sin piel).

Peces: Ostras   6 med.
Todos los pescados frescos y cong. 1 oz
Arenque   1 oz
Atún (enlatado en agua).   1/4 taza
Sardinas (enlatadas)   2 med.

Queso: Cottage, Parmesano   1/4 taza
rallado.   2 cda.

Carnes – Medias en grasa

(Un intercambio tiene 7 gramos de proteí-na, 5 gramos de grasa, 75 calorías y equivale a cualquiera de estos alimentos)

Carne de vaca : Carne molida,   1 oz
carne en lata, costillas, carne de
primera calidad, cortado de grasa
como costillas.

Cerdo: Paleta de cerdo,   1 oz
Lomo superior, chuletas.

Cordero: Costilla, rosbif.   1 oz

Ternera: Chuletas.   1 oz

Aves: Pollo (sin piel),   1 oz
Ganso o pato doméstico
(bien escurrido de grasa), Pavo molido.

Peces: Salmón (enlatado)   1/4 taza
Atún (enlatado en aceite)   1/4 taza

**Queso con 5 gramos de grasa
o menos grasa por onza**
Ricotta   2 oz
Mozzarella   1 oz
Feta   1 oz

Otros:
86% Carne Luncheon sin grasa   1 oz
Huevos (límite 3 por semana)   1
Tofu (2 1/2 in. x 2 3/4 in x 1 in)   4 oz

Carnes – Altas en grasa

(Un intercambio tiene 7 gramos de proteí-na, 8 gramos de grasa, 100 calorías y es igual a cualquiera de estos alimentos)

Cerdo: *Costillas, carne de cerdo*   1 oz
molida, chorizo.

Queso: 1 oz
Todos los quesos regulares, como
Estadounidense, cheddar, suizo,
Monterey Jack.

Otros: Carne Luncheon con 8   1 oz
gramos o menos de grasa por
onza, como Bologna, pan de pimiento.
salami.   1 oz
Salchichas, como Polish, Italiana   1 oz
Frankfurter (pavo o pollo)   1
Tocino.   3 rebanadas

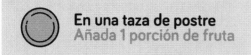

Frutas

Cada elemento de esta lista contiene alrededor de 15 gramos de carbohidratos y 60 calorías. Las frutas frescas, congeladas y secas tienen aproximadamente 2 gramos de fibra por porción. Los jugos de frutas contienen muy poca fibra dietética.

Use frutas frescas, frutas congeladas ó enlatadas sin azúcar agregada. A menos que se indique lo contrario, el tamaño de la porción para un intercambio de fruta puede incluir uno de los siguientes:

· 1/2 taza de fruta fresca o jugo de fruta
· 1/4 taza de fruta seca

Manzana (cruda, 2" ancho)	1 manzana
Puré de manzana (sin azúcar)	1/2 taza
Albaricoques (med, crudos)	4
Albaricoques (enlatados)	1/2 taza
Plátano (pequeño)	1 platano
Moras (crudas)	3/4 taza
Arándanos (crudos)	3/4 taza
Melón (5" ancho)	1/3 melón

Cerezas (grandes, crudas)	12 cerezas
Cerezas (enlatadas)	1/2 taza
Cóctel de frutas (enlatado)	1/2 taza
Pomelo (grande)	1/2 fruta
Pomelo, segmentos	3/4 taza
Uvas (pequeñas)	17 uvas
Melón verde (medio)	1 reb. (10 oz)
Kiwi (grande)	1 fruta
Naranjas Mandarinas	3/4 taza
Mango (pequeño)	1/2 mango
Nectarina (pequeña)	1 nectarina
Naranja (pequeño)	1 naranja
Melocotón (medio)	1 pera
Melocotones (enlatados)	1/2 taza
Pera	1/2 grande
Peras (enlatadas)	1/2 taza
Piña (cruda)	3/4 taza
Piña (enlatada)	1/2 taza
Ciruelas (pequeñas)	2 ciruelas
Frambuesas (crudas)	1 taza
Fresas (crudas, enteras)	1 1/4 taza
Mandarina (pequeña)	2 frutas
Sandía, cubitos	1 1/4 taza
Higos (crudos)	1 1/2 grande

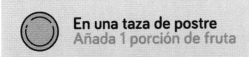
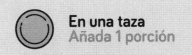
Frutas secas	
Las manzanas	4 anillos
Albaricoques	8 mitades
Dátil	3 medianos
Higos	1 1/2
Ciruelas pasas	3 medianas
Pasas	2 cdta.

Jugos de frutas	
Jugo de manzana / sidra	1/2 taza
Cóctel de jugo de arándano	1/3 taza
Jugo de uva	1/2 taza
Jugo de uva	1/3 taza
zumo de naranja	1/2 taza
Jugo de piña	1/2 taza
Jugo de ciruela	1/3 taza
Mezclas de jugo de frutas	1/3 taza

Leche / Yogurt

Cada porción de leche o producto lácteo en esta lista contiene aproximadamente 12 gramos de carbohidratos y 8 gramos de proteína.

Leche descremada y muy baja en grasa	
Leche desnatada	1 taza
Leche 1/2%	1 taza
Leche 1%	1 taza
Suero de leche bajo en grasa	1 taza
Leche desnatada evaporada	1/2 taza
Leche en polvo sin grasa	1/3 taza
Yogurt natural sin grasa	8 oz

Leche baja en grasa	
Leche 2%	1 taza
Yogurt natural bajo en grasa	8 oz

Leche baja en grasa	
Leche entera	1 taza
Leche entera evaporada	1/2 taza
Yogurt natural con leche entera	8 oz

Como ya hemos mencionado, el método de contar carbohidratos y método del plato son 2 herramientas muy útiles al planificar nuestras comidas y, por lo tanto, controlar nuestros niveles de azúcar en la sangre, sin embargo, tenemos otra herramienta para usted que es más adecuada para controlar nuestro peso y así lograr nuestros objetivos deseados.

Para poder utilizar este método, debemos conocer nuestro gasto calórico diario y utilizaremos los porcentajes de distribución de macronutrientes para poder preparar nuestro plan de comidas de manera equilibrada. Es muy importante que conozcamos nuestro objetivo, ya sea para mantenernos, aumentar o perder peso; hemos incorporado una tabla que nos ayudará a comprender nuestras necesidades.

Rangos de peso saludables

Mujeres				Hombres			
Altura	Bajo	Objetivo	Alto	Altura	Bajo	Objetivo	Alto
4' 10"	100	115	131	5' 1"	123	134	145
4' 11"	101	117	134	5' 2"	125	137	148
5' 0"	103	120	137	5' 3"	127	139	151
5' 1"	105	122	140	5' 4"	129	142	155
5' 2"	108	125	144	5' 5"	131	145	159
5' 3"	111	128	148	5' 6"	133	148	163
5' 4"	114	133	152	5' 7"	135	151	167
5' 5"	117	136	156	5' 8"	137	154	171
5' 6"	120	140	160	5' 9"	139	157	175
5' 7"	123	143	164	5' 10"	141	160	179
5' 8"	126	146	167	5' 11"	144	164	183
5' 9"	129	150	170	6' 0"	147	167	187
5' 10"	132	153	173	6' 1"	150	171	192
5' 11"	135	156	176	6' 2"	153	175	197
6' 0"	138	159	179	6' 3"	157	179	202

Calculando sus necesidades calóricas

Calorías

La caloría es una unidad de energía. En nutrición nos referimos a la energía que obtenemos de las bebidas y los alimentos que consumimos. Esta energía es necesaria para el buen funcionamiento de nuestro cuerpo, por ejemplo, el crecimiento, la renovación celular, la digestión y la absorción de alimentos, los músculos, trabajo cardíaco o respiratorio.

Si nuestra dieta no proporciona suficientes calorías al cuerpo, cubrirá sus necesidades de energía al movilizar la energía almacenada en el tejido, como resultado perderemos peso.

Por el contrario, si proporcionamos más energía de la necesaria, el exceso de energía se almacenará como tejido adiposo, por lo que veremos un aumento de peso reflejado.

¿Cuántas calorías deben comer las personas todos los días?

Los requerimientos calóricos varían según el sexo, la edad, el peso y el nivel de actividad física. Se estima que el requerimiento diario de calorías de una mujer es de aproximadamente 1,800 kilocalorías. Para un hombre, 2000 kilocalorías.

Para calcular la cantidad de calorías que se necesitan diariamente, es necesario calcular su metabolismo básico y multiplicarlo por el nivel de actividad física diaria que realizamos. Más adelante, sabrá cómo obtener estos valores.

Una vez que hemos calculado nuestro gasto calórico y creado nuestro plan de alimentos, es muy importante monitorear nuestros resultados para poder realizar los cambios necesarios de acuerdo con nuestros objetivos.

También debemos tener en cuenta que nuestro peso influye en el consumo de calorías, por lo que una vez que progresamos debemos reajustar nuestra ingesta calórica.

Cómo calcular tus necesidades calóricas diarias

El punto clave de cualquier buen plan de acondicionamiento físico es hacer una dieta y para esto lo primero que debemos hacer es determinar cuáles son nuestras necesidades diarias de calorías.

Usa una calculadora en línea. En Internet podemos encontrar muchas calculadoras disponibles en línea que nos permiten conocer nuestras necesidades calóricas totales. (Estos pueden ser más fáciles de usar y menos complicados que hacer las ecuaciones nosotros mismos).

> ***Puede probar con:*** *https://www.freedieting.com/calorie-calculator*

Determine su tasa metabólica basal o TMB por ecuaciones. Su TMB es el gasto calórico diario necesario para mantener las funciones vitales del cuerpo. Este valor se refiere a la cantidad de calorías que quema su cuerpo en un estado de reposo absoluto o en una posición relajada.

Nuestro cuerpo necesita ciertas cantidades de energía para funcionar normalmente y mantenernos vivos, para que nuestro cuerpo pueda mantenernos respirando o que nuestro corazón siga latiendo requiere energía en forma de calorías. El TMB representa la mayor cantidad de calorías que quemamos por día.

Fórmula TMB para hombres

(4.536 × peso en libras) + (15.88 × altura en pulgadas) − (5 × edad) + 5

Fórmula TMB para mujeres

(4.536 × peso en libras) + (15.88 × altura en pulgadas) − (5 × edad) − 161

Utilizará su BMR en la ecuación de Mifflin - St Jeor para averiguar cuántas calorías quema con la actividad incluida.

B **Calcule su gasto total de energía usando la ecuación Mifflin - St Jeor.** La ecuación Mifflin - St Jeor puede ayudarlo a calcular una estimación de cuántas calorías quema cada día al multiplicar su TMB por su nivel de actividad promedio.

Multiplique su TMB por su nivel de actividad. Esto le dará un número bastante preciso para su ingesta calórica total diaria.

Nivel de actividad	Factor de actividad
Poco o nada de ejercicio	1.2
Ejercicio ligero (1-3 días por semana)	1.375
Ejercicio moderado (3-5 días por semana)	1.55
Ejercicio pesado (6-7 días por semana)	1.725
Ejercicio muy pesado (dos veces al día, extra pesado)	1.9

B **Considere el porcentaje de grasa corporal.** Debemos considerar el porcentaje de grasa corporal, ya que las personas musculares con poca grasa pueden requerir más calorías que las personas promedio, por lo que si usted es un atleta o, naturalmente, su cuerpo tiene menos grasa, es posible que necesite más calorías que las que obtendrá con las calculadoras en líneas o ecuaciones matemáticas.

Si usted es un ejemplo del caso mencionado anteriormente, debemos tener en cuenta que la masa muscular magra quema más calorías que la masa magra, por lo que debemos comer un poco más a la ligera para alcanzar un objetivo calórico más apropiado.

También debemos tener en cuenta que las personas obesas o con sobrepeso pueden sobreestimar las calorías diarias con la fórmula de Mifflin - St Jeor, dada esta condición es importante reconocer nuestros objetivos, una persona obesa debe reducir su ingesta calórica diaria hasta que pueda alcanzar su peso ideal.

Usando tus calorías totales para controlar tu salud

Haga una cita con un dietista registrado. Si lo desea, puede visitar a algunos expertos en nutrición porque pueden darle recomendaciones más específicas sobre sus necesidades calóricas para que pueda lograr los objetivos que desea. Es una buena recomendación si tiene algunas condiciones de salud, problemas médicos que deben tenerse en cuenta o si es alérgico a algunos alimentos.

Usa tus calorías totales necesarias para perder peso. Muchas personas quieren saber cuántas calorías necesitan quemar diariamente para perder peso.

Si desea perder peso, se recomienda reducir aproximadamente 500 calorías diarias para perder peso de manera saludable. (perdiendo 1-2 libras por semana).

No se recomienda reducir muchas calorías ya que tendremos un déficit de nutrientes. No comer lo suficiente es un gran riesgo para nuestra salud.

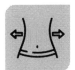

Agregue calorías para aumentar de peso. Si su médico decide que necesitamos aumentar de peso, puede usar su gasto calórico diario total para ayudarlo a aumentar de peso.

Los profesionales y las instituciones de salud recomiendan consumir 250-500 calorías extras diarias. Como resultado, podemos aumentar de 0.5 a 1 libra de peso cada semana.

Si se da cuenta de que los resultados obtenidos no son los que desea, debe verificar su consumo total de calorías y ajustarlo según sea necesario.

Hemos revisado las necesidades diarias de macronutrientes y calorías. Ahora es el momento de saber cómo distribuir sus requerimientos de calorías según sus necesidades, como perder o mantener su peso.

Como sabemos que un síntoma común de la Diabetes es la pérdida repentina de peso que ocurre por la ausencia de glucosa, el cuerpo comienza a quemar grasa y músculo para obtener energía, lo que reduce el peso corporal general, a menudo se nota en personas con Diabetes tipo 1, pero también puede afectar a personas con Diabetes tipo 2.

Para aumentar de peso, debe agregar 500 calorías adicionales de sus necesidades diarias de calorías, pero se recomienda visitar a su médico o dietista antes de que puedan determinar qué está causando la pérdida de peso y la mejor manera de tratar el problema.

La mayoría de las personas con Diabetes tipo 2 tienen sobrepeso, por lo que están interesadas en perder peso, por lo tanto, debe crear un déficit de calorías al comer menos calorías de las que quema, como mencionamos anteriormente, se recomienda reducir aproximadamente 500 de sus necesidades diarias para perder 1-2 libras por semana.

Rangos de macronutrientes

Los rangos aceptables de distribución de macronutrientes (AMDR) establecidos por el Instituto de Medicina de las Academias Nacionales recomiendan que las personas obtengan:

Macronutrientes	Adultos	Diabetes*	
Carbohidratos	45-65%	40-45%	* ADA no adopta una postura definitiva sobre los rangos de distribución de macronutrientes para adultos con Diabetes.
Grasas	20-35%	30-35%	
Proteínas	10-35%	20-30%	

Como puede ver arriba en la tabla que muestra cierta distribución de macronutrientes basada en conceptos de investigación clínica, sin embargo, no hay una forma exacta de distribuir macronutrientes que funcionen con todas las personas porque cada individuo es diferente, independientemente de su estilo de vida, condiciones o complicaciones. Las recomendaciones dietéticas deben ser individualizadas y aceptadas por el paciente dado. Es importante tener en cuenta que los objetivos nutricionales para la Diabetes son similares a los que las personas sanas deberían esforzarse por incorporar a su estilo de vida.

Calculemos su gasto energético

Como ya sabe cómo obtener su gasto energético multiplicando su tasa metabólica basal (TMB) x su nivel de actividad física (NAF) y la distribución de macronutrientes, ahora es el momento de armarlo.

Por ejemplo:

Sujetos	Peso	Altura	Edad	Macronutrientes %		
				Carb.	Grasa	Proteína
Mary	140 lbs	66 in.	25 años			
John	253 lbs	72 in.	40 años	45%	30%	25%

Usando la fórmula de **Mifflin - St Jeor** en mujeres
(4.536 × peso en libras) + (15.88 × altura en pulgadas) − (5 × edad) − 161
Mary TMB= (4.536 × 140 lbs) + (15.88 × 66 pulgadas) − (5 × 25) − 161 = 1,397 calorías

Ahora multiplique su **TMB** por su **nivel de actividad**. Supongamos que está viviendo un estilo de vida sendetario. 1,397 calorías x 1.2 (Factor para el estilo de vida sedentario).

GE= 1,676 calorías para mantener el peso

Observe que Mary está en su peso ideal, por lo que solo necesita mantener su peso.

Usando la fórmula de **Mifflin - St Jeor** en hombres
(4.536 × peso en libras) + (15.88 × estatura en pulgadas) − (5 × edad) + 5
John TMB= (4.536 × 253 lbs) + (15.88 × 72 pulgadas) − (5 × 40) + 5 = 2,091 calorías

Ahora multiplique su **TMB** por su **nivel de actividad**. Supongamos que está viviendo un estilo de vida sendetario. 2,091 calorías x 1.2 (Factor para el estilo de vida sedentario).

GE= 2,509 calorías para mantener el peso.

Observe que John tiene sobrepeso, por lo que deberá reducir 500 calorías diarias para perder peso.

Como hemos obtenido nuestra ingesta diaria total de calorías, ahora necesitamos distribuirla según nuestras necesidades por los rangos de macronutrientes dados anteriormente.

Para distribuir sus calorías y macros, debe obtener el porcentaje que representa cada macro en su dieta y luego dividirlo por la cantidad de calorías que representan (x) gramo en cada macronutriente.

Para una dieta de 1,676 calorías	Macronutrientes	(x) Distribucción	(/) Calorías	(=) Gramos
	Carbohidratos	45%	4 x grs	188 grs
	Grasas	30%	9 x grs	55,8 grs
	Proteínas	25%	4 x grs	104,7 grs

Para mantener el peso

Sujeto	GE	Carbs.	Grasas	Proteínas
Mary	1,676 calorías	188 grs.	55,8 grs.	104,7 grs.

Para perder peso (restar 500 calorías de tu GE)

Sujeto	GE	Carbs.	Grasas	Proteínas
John	2,009 calorías	226 grs.	66,9 grs.	125 grs.

Es muy importante saber cuánto puede comer para controlar la enfermedad y prevenir complicaciones mortales.

El siguiente paso es desarrollar su dieta eligiendo las comidas que le gustan y se ajustan mejor a sus necesidades calóricas diarias.

Combinar & Mezclar

Combinar & Mezclar

Combinar & Mezclar es otro método que podemos usar para controlar el azúcar en la sangre, sin embargo, con este método podemos obtener información más detallada sobre los alimentos que conforman nuestro plan de comidas y así poder realizar los ajustes necesarios para lograr nuestros objetivos particulares.

Para esto, debemos conocer nuestro gasto energético diario (consulte las páginas 38-40 para saber cómo calcular sus necesidades de calorías). Es importante conocer nuestras demandas calóricas diarias para crear una estrategia y un plan de alimentación adecuado para enfrentar nuestra condición.

Para poder elaborar un plan de comidas, debemos elegir las comidas que proporcionamos en cada receta y las que mejor se adapten a nuestros gustos, ya que también podemos usar la lista de Intercambio de alimentos como parte complementaria de comidas o refrigerios más pequeños.

A continuación, hemos creado un plan de alimentos para el sujeto Mary que tiene una necesidad calórica diaria de 1676 calorías que distribuiremos de la mejor manera en los rangos de macronutrientes 45% de carbohidratos, 30% de grasas, 25% de proteínas (estos pueden variar ligeramente, consulte páginas 19 a 21).

También puede usar estos recursos para encontrar más alimentos para preparar sus snacks

MY FITNESS PAL
www.myfitnesspal.com/food/search

CRONOMETER
www.cronometer.com

Desayuno

Domingo por la mañana – Avena *(Pág. 52)*
Carbs: 58g   Proteínas: 8g   Grasas: 5g

Porción: *1*   **Ración de carb:** *4*

299
Calorías

Snack

Plátano
Carbs: 20.5g   Proteínas: 1g   Grasas 0.3g

Porción: *1 Peq.*   **Ración de carb:** *1 1/2*

90
Calorías

Mantequilla de maní
Carbs: 2.8g   Proteínas: 3.6g   Grasas: 8.3g

Porción: *1 Cda.*   **Ración de carb:** *0*

97
Calorías

Almuerzo

Salmón al horno con hierbas *(Pág. 100)*
Carbs: 2g   Proteínas: 20g   Grasas: 11g

Porción: *3 oz.*   **Ración de carb:** *0*

184
Calorías

Fácil puré de papas *(Pág. 132)*
Carbs: 25g   Proteínas: 3g   Grasas: 3g

Porción: *1*   **Ración de carb:** *2*

140
Calorías

Ensalada de espinaca *(Pág. 140)*
Carbs: 12g   Proteínas: 1g   Grasas: 1g

Porción: *2 tazas*   **Ración de carb:** *1*

61
Calorías

Pera
Carbs: 15g   Proteínas: 0g   Grasas: 0g

Porción: *1 Med.*   **Ración de carb:** *1*

57
Calorías

Snack

Semillas de cajuil

Carbs: 6g   Proteínas: 7g   Grasas: 15g

Porción: *1/4 taza (30 g)*   **Ración de carb:** *1/2*

190 Calorías

Yogurt natural – Bajo en grasa

Carbs: 17g   Proteínas: 13g   Grasas: 3.8g

Porción: *8 oz.*   **Ración de carb:** *1/2*

154 Calorías

Cena

Pollo al limón y eneldo *(Pág. 85)*

Carbs: 3g   Proteínas: 24g   Grasas: 6g

Porción: *1*   **Ración de carb:** *0*

170 Calorías

Ensalada de Tomates y Espárragos *(Pág. 154)*

Carbs: 7g   Proteínas: 4g   Grasas: 8g

Porción: *1 1/4 tazas*   **Ración de carb:** *1/2*

112 Calorías

Quinoa básica *(Pág. 127)*

Carbs: 18g   Proteínas: 4g   Grasas: 2g

Porción: *1/2 taza*   **Ración de carb:** *1*

104 Calorías

Plan de 1 día

Carbs:	45%	**Sodio:**	1775 mg
Proteínas:	21%	**Colesterol:**	88 mg
Grasas:	34%		

1658 Calorías

Las Recetas

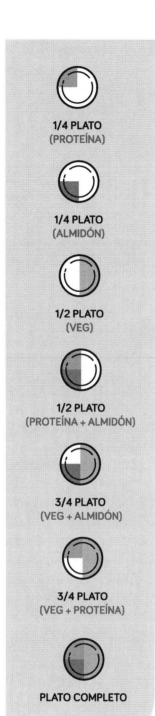

1/4 PLATO
(PROTEÍNA)

1/4 PLATO
(ALMIDÓN)

1/2 PLATO
(VEG)

1/2 PLATO
(PROTEÍNA + ALMIDÓN)

3/4 PLATO
(VEG + ALMIDÓN)

3/4 PLATO
(VEG + PROTEÍNA)

PLATO COMPLETO

Sobre las Recetas

Ya hemos aprendido sobre varios métodos para planificar nuestras comidas, es hora de poner en práctica nuestros conocimientos, para esto tendremos que mirar los indicadores e íconos que se encuentran en cada receta.

Es importante recordar que todos los macronutrientes juegan un papel muy importante en nuestro cuerpo, por lo que debemos incluirlos en nuestra dieta de acuerdo con las pautas nutricionales y las métricas ya planteadas.

En cada receta encontrará un icono que determina el grupo de macronutriente al que pertenece, por lo que le será más fácil combinarlo con otras recetas para crear platos equilibrados.

Completa el plato

Cuando una receta carece de algunos macronutrientes para crear un plato equilibrado, en este indicador encontrará algunos platos como sugerencia para complementar esta receta siguiendo las pautas establecidas en el Método del plato, ya sea 1/2 vegetales sin almidón, 1/4 proteína saludable ó 1/4 carbohidratos

En algunos platos, es posible que no encuentre una referencia directa a una receta, como sugerencia encontrará información sobre los mejores complementos de macronutrientes. Según los rangos de macronutrientes recomendados y los objetivos que persigue, puede incluir 1 o más porciones de alimentos de la lista de intercambio para cumplir con los valores que necesita.

Iconos

También puede usar los iconos como guía visual para crear sus propias combinaciones de sus platos favoritos, de esta manera tendrá una serie de combinaciones para comer sano, delicioso y controlar la Diabetes.

Desayunos Balanceados

DOMINGO DE AVENA

PORCIONES
4

PREPARACIÓN
10 MINS

LISTO EN
25 MINS

PLATO
CARBS

Delicioso y fuerte desayuno, es rápido, fácil y un gran comienzo para su día.

INGREDIENTES:

- **1½** Tazas de leche entera, más extra para servir.
- **1½** Tazas de avena de cocción rápida (no instantánea).
- **½** Cucharadita de sal kosher.
- **1** Plátano en rodajas.
- **½** Taza de cerezas secas.
- **½** Taza de pasas doradas. Syrup de arce puro o azúcar morena, para servir.

POR PORCIÓN: (1 porción)

Calorías: 299
Grasa: 5g (**Grasa Sat.:** 2g)
Colesterol: 9mg
Sodio: 283mg
Carbs Totales: 58g (**Fibra:** 5g)
Proteína: 8g

INSTRUCCIONES:

1. Caliente la leche y también 2 tazas de agua en una cacerola mediana hasta que empiece a hervir a fuego lento. Agregue la avena y la sal, hierva, luego baje el fuego y cocine a fuego lento durante 4 a 5 minutos, revolviendo ocasionalmente, hasta que espese. Fuera del fuego, agregue el plátano, las cerezas y las pasas. Coloque la tapa en la olla y deje reposar durante 2 minutos. Sirva caliente con jarabe de arce o azúcar morena y leche extra.

COMPLETA EL PLATO:
Si desea, puede incluir 1 o más porciones de proteínas saludables de la lista de alimentos.

OVERNIGHT DE AVENA CON MANZANA

PORCIONES
1

PREPARACIÓN
10 MINS

LISTO EN
6 H

PLATO
CARBS

Tarda solo unos minutos en la noche para mezclar la avena arrollada y la leche de almendras y puede comenzar con un desayuno saludable a la mañana siguiente. Por la mañana, cubra la avena con fruta fresca y nueces tostadas. Haga hasta 4 frascos a la vez para guardarlos en la nevera y disfrutar de desayunos rápidos durante toda la semana.

INGREDIENTES:

- ½ Tazas de avena arrolladas tradicional.
- ½ Taza de leche de almendras sin azúcar.
- ½ Cucharada de semillas de chia (opcional).
- 1 Cucharadita de syrup de arce.
- ¼ Cucharadita de canela molida. Pizca de sal.
- ½ Taza de manzana cortada en cubitos.
- 2 Cucharadas de nueces tostadas (opcional).

INSTRUCCIONES:

1. Combine la avena, la leche de almendras, las semillas de chía (si las usa), el syrup de arce, la canela y la sal en un frasco pequeño y revuelva. Cubra y refrigere durante la noche.

2. Antes de servir, cubra con manzana y nueces, si lo desea.

COMPLETA EL PLATO:
Si desea, puede incluir 1 o más porciones de proteínas saludables de la lista de alimentos.

POR PORCIÓN: (1 1/2 tazas)

Calorías: 215
Grasa: 4g (**Grasa Sat.:** 1g)
Colesterol: 0mg
Sodio: 232mg
Carbs Totales: 41g (**Fibra:** 6g)
Proteína: 6g

TAZON DE AVENA CON CARA DE MONO

PORCIONES
1

PREPARACIÓN
10 MINS

LISTO EN
10 MINS

PLATO
CARBS

Unas pocas rodajas de plátano y dos arándanos son todo lo que necesita para convertir un tazón simple de avena en un desayuno divertido e intrigante que a los niños les encantará.

INGREDIENTES:

1 Taza de leche baja en grasa.
½ Taza de avena arrollada tradicional.
1 Cucharadita de syrup de arce puro o miel.
3 Rodajas de plátano, uno de ellos reducido a la mitad.
2 Arándanos

POR PORCIÓN: (1 1/4 tazas)

Calorías: 316
Grasa: 8g (Sat. Grasa: 4g)
Colesterol: 20mg
Sodio: 116mg
Carbs totales: 50g (Fibra: 5g)
Proteína: 13g

INSTRUCCIONES:

1. Hierva la leche y la avena en una cacerola pequeña a fuego medio-alto. Reduzca el calor para mantener el fuego lento; cocine, revolviendo con frecuencia, hasta que espese, aproximadamente 5 minutos. Agregue el jarabe (o miel). Transfiera a un tazón.

2. Decore la avena para que parezca una cara de mono con rodajas de plátano y arándanos.

COMPLETA EL PLATO:
Si desea, puede incluir 1 o más porciones de proteínas saludables de la lista de alimentos.

PASTEL DE CALABAZA

PORCIONES
1

PREPARACIÓN
10 MINS

LISTO EN
10 MINS

PLATO
CARBS

Este cereal de avena caliente especiado con calabaza es rápido y fácil y es un excelente comienzo para tu día.

INGREDIENTES:

½ Taza de cereal cocido caliente (como avena).

2 Cucharadas de yogur de vainilla endulzado con edulcorante artificial.

1 Cucharada de mantequilla de calabaza.

⅛ Cucharadita de especias para pastel de calabaza.

INSTRUCCIONES:

1. Coloque el cereal en un tazón para servir. Cubra con yogur y mantequilla de calabaza. Espolvoree con especias para pastel de calabaza.

COMPLETA EL PLATO:
Si desea, puede incluir 1 o más porciones de proteínas saludables de la lista de alimentos.

POR PORCIÓN: (1 tazón)

Calorías: 144
Grasa: 2g (**Grasa Sat.:** 0g)
Colesterol: 0mg
Sodio: 51mg
Carbs totales: 28g (**Fibra:** 2g)
Proteína: 5g

AVENA- STEEL CUT

PORCIONES
4

PREPARACIÓN
5 MINS

LISTO EN
35 MINS

PLATO
CARBS

Un desayuno fuerte y delicioso.

INGREDIENTES:

- **3½** Tazas de agua.
- **1** Pizca de sal.
- **1** Taza de avena steel-cut.
- **½** Taza de leche.
- **½** Taza de semillas de cajuil.
- **¼** Taza de arándanos secos endulzados.
- **2** Cda. de coco en hojuelas.
- **1** Cdta. de extracto de vainilla.
- **1** Cdta. de canela molida.
- **1** Una pizca de azúcar blanca, o al gusto (opcional).

POR PORCIÓN: (1 porción)

Calorías: 308
Grasa: 12g (Grasa Sat.: 3g)
Colesterol: 2mg
Sodio: 233mg
Carbs Totales: 42g (Fibra: 6g)
Proteína: 11g

INSTRUCCIONES:

1. Hervir agua y sal en una cacerola. Agregue la avena al agua hirviendo.

2. Cocine la avena hasta que esté espesa y suave, de 20 a 30 minutos.

3. Revuelva la leche, anacardos, arándanos, coco, extracto de vainilla y canela en avena cocida; Continúe cocinando 10 minutos más, revolviendo con frecuencia.

4. Espolvorea azúcar sobre la avena para servir.

COMPLETA EL PLATO:
Si desea, puede incluir 1 o más porciones de proteínas saludables de la lista de alimentos.

PUDIN DE CHIA CON ALMENDRA Y ARANDANOS

PORCIONES
1

PREPARACIÓN
10 MINS

LISTO EN
8 H

PLATO
CARBS

Cambia tu rutina de avena por la mañana con esta receta tan fácil de pudín de chía. Está hecho como la avena durante la noche: combina la chía y la leche que prefieras, déjala en remojo durante la noche, luego cubre con jugosos arándanos y crujientes almendras, ¡y disfruta!

INGREDIENTES:

- ½ Taza de leche de almendras sin azúcar u otra bebida de leche no láctea.
- 2 Cucharadas de semillas de chia.
- 2 Cucharadita de jarabe de arce puro.
- ⅛ Cucharadita de extracto de almendras.
- ½ Taza de arándanos frescos, divididos.
- 1 Cucharada de almendras tostadas y divididas.

INSTRUCCIONES:

1. Mezcle la leche de almendras (u otra bebida de leche no láctea), la chía, el syrup de arce y el extracto de almendras en un tazón pequeño. Cubra y refrigere por al menos 8 horas y hasta 3 días.

2. Cuando esté listo para servir, revuelva bien el pudín. Coloque aproximadamente la mitad del pudín en un vaso para servir (o tazón) y cubra con la mitad de los arándanos y las almendras. Agregue el resto del pudín y cubra con los arándanos y las almendras restantes.

COMPLETA EL PLATO:
Si desea, puede incluir 1 o más porciones de proteínas saludables de la lista de alimentos.

POR PORCIÓN: (1 taza)

Calorías: 229
Grasa: 11g (Grasa Sat.: 1g)
Colesterol: 0mg
Sodio: 91mg
Carbs Totales: 30g (Fibra: 10g)
Proteína: 6g

PUDIN DE CHIA, CANELA Y MANZANA

PORCIONES
1

PREPARACIÓN
10 MINS

LISTO EN
8 H

PLATO
CARBS

Cambia tu rutina de avena por la mañana con esta receta tan fácil de pudín de chía. Está hecho como la avena durante la noche: combine la chía y la leche que elija, déjelo en remojo durante la noche, luego agregue el clásico combo de manzanas y canela, con nueces para un crujido adicional.

INGREDIENTES:

½ Taza de leche de almendras sin azúcar u otra leche no láctea.

2 Cucharadas de semillas de chia.

2 Cucharaditas de jarabe de arce puro.

¼ Cdta. de extracto de vainilla.

¼ Cdta. de canela molida.

½ Taza de manzana cortada en cubitos, dividida.

1 Cucharada de nueces tostadas picadas, divididas.

POR PORCIÓN: (1 taza)

Calorías: 233
Grasa: 13g (Grasa Sat.: 1g)
Colesterol: 0mg
Sodio: 224mg
Carbs Totales: 28g (Fibra: 10g)
Proteína: 5g

INSTRUCCIONES:

1. Revuelva la leche de almendras (u otra leche no láctea), chía, jarabe de arce, vainilla y canela en un tazón pequeño. Cubra y refrigere por al menos 8 horas y hasta 3 días.

2. Cuando esté listo para servir, revuelva bien. Coloca aproximadamente la mitad del pudín en un vaso para servir (o tazón) y cubre con la mitad de la manzana y las nueces. Agregue el resto del pudín y cubra con las manzanas y nueces restantes.

COMPLETA EL PLATO:
Si desea, puede incluir 1 o más porciones de proteínas saludables de la lista de alimentos.

OVERNIGHT DE AVENA

PORCIONES
8

PREPARACIÓN
5 MINS

LISTO EN
8 H

PLATO
CARBS

Aquí hay una manera fácil de servir a una multitud un abundante desayuno antes de enfrentar los elementos para un día de deportes de invierno. Puedes armarlo en la olla de cocción lenta por la noche y despertarte con un plato de avena caliente y nutritiva.

INGREDIENTES:

- **8** Tazas de agua.
- **2** Tazas de avena steel-cut.
- **⅓** Taza de arándanos secos.
- **⅓** Taza de albaricoques secos, picados.
- **¼** Cucharadita de sal, o al gusto.

POR PORCIÓN: (1 taza)

Calorías: 188
Grasa: 3g (**Grasa Sat.:** 0g)
Colesterol: 0mg
Sodio: 80mg
Carbs Totales: 34g (**Fibra:** 9g)
Proteína: 6g

INSTRUCCIONES:

1. Combine agua, avena, arándanos secos, albaricoques secos y sal en una olla de cocción lenta de 5 o 6 cuartos. Encienda el fuego a bajo. Coloque la tapa y cocine hasta que la avena esté tierna y la papilla esté cremosa, de 7 a 8 horas.

2. Variación de estufa.

3. Reduzca a la mitad la receta anterior para acomodar el tamaño de la mayoría de las calderas dobles: combine 4 tazas de agua, 1 taza de avena steel-cut, 3 cucharadas de arándanos secos, 3 cucharadas de albaricoques secos y ⅛ cucharadita de sal en la parte superior de una caldera doble. Cubra y cocine sobre agua hirviendo durante aproximadamente 1 hora y media, comprobando el nivel del agua en el fondo de la caldera doble de vez en cuando.

COMPLETA EL PLATO:
Si desea, puede incluir 1 o más porciones de proteínas saludables de la lista de alimentos.

TOSTADA DE AGUACATE CON HUEVO Y TOCINO

PORCIONES
1

PREPARACIÓN
20 MINS

LISTO EN
20 MINS

PLATO
CARBS + PROTEÍNA

En esta satisfactoria receta de tostadas de huevo y aguacate, pruebe el pan con alto contenido de fibra con sabor, como una rebanada abundante de centeno al estilo alemán o multicereales sin semillas de su panadería favorita.

INGREDIENTES:

- ½ Aguacate pequeño, machacado.
- 1 Rebanada de pan integral tostado.
- 1 Pizca de pimienta molida.
- ½ Taza de rúcula.
- 1 Rebanada de tocino.
- ½ Cdta. de aceite de oliva extra virgen.
- 1 Huevo grande.

POR PORCIÓN:
(1 sandwich)

Calorías: 359
Grasa: 26g (Grasa Sat.: 5g)
Colesterol: 193mg
Sodio: 289mg
Carbs Totales: 21g (Fibra: 9g)
Proteína: 14g

INSTRUCCIONES:

1. Unte el aguacate sobre las tostadas; sazonar con pimienta. Cubrir con rúcula.

2. Cocine el tocino en una sartén antiadherente pequeña a fuego medio hasta que esté crujiente, de 2 a 4 minutos. Escurrir en un plato forrado con papel de cocina.

3. Caliente el aceite en la sartén a fuego medio. Rompe el huevo en la sartén. Reduzca el fuego a medio-bajo y cocine de 5 a 7 minutos para obtener una yema suave. Cubra la tostada con el huevo y el tocino desmenuzado.

COMPLETA EL PLATO:
Si desea, puede incluir 1 porción de proteína, Verduras o carbohidratos de la lista de alimentos.

TOSTADA DE AGUACATE Y HUEVO

PORCIONES
1

PREPARACIÓN
5 MINS

LISTO EN
5 MINS

PLATO
CARBS + PROTEÍNA

Pruébelo una vez y estará de acuerdo: cubrir las tostadas de aguacate con un huevo es un Desayuno casi perfecto.

INGREDIENTES:

¼ Aguacate.
¼ Cdta. de pimienta molida.
⅛ Cdta. de ajo en polvo.
1 Rebanada de pan integral tostado.
1 Huevo grande, frito.
1 Cucharadita de sriracha (opcional).
1 Cucharada de cebolleta, en rodajas (opcional).

POR PORCIÓN: (1 Tostada)

Calorías: 271
Grasa: 18g (Grasa Sat.: 3g)
Colesterol: 186mg
Sodio: 216mg
Carbs Totales: 18g (Fibra: 5g)
Proteína: 11g

INSTRUCCIONES:

1. Combine el aguacate, la pimienta y el ajo en polvo en un tazón pequeño y triture suavemente.

2. Cubra las tostadas con la mezcla de aguacate y huevo frito. Adorne con Sriracha y cebolleta, si lo desea.

COMPLETA EL PLATO:
Si desea, puede incluir 1 porción de proteína, Verduras o carbohidratos de la lista de alimentos.

TOSTADA CON MANI Y MANZANA

PORCIONES
1

PREPARACIÓN
10 MINS

LISTO EN
10 MINS

PLATO
CARBS + PROTEÍNA

Esta tostada con mantequilla de maní, manzana y canela seguramente los satisfará en el desayuno o merienda.

INGREDIENTES:

4 Cucharaditas de mantequilla de maní cremosa.

1 Rebanada de pan 100% integral, ligeramente tostado.

¼ Manzana, en rodajas.
Pizca de canela molida.

INSTRUCCIONES:

1. Unte la mantequilla de maní sobre las tostadas. Coloque las rodajas de manzana sobre la mantequilla de maní y espolvoree con canela.

COMPLETA EL PLATO:
Si desea, puede incluir 1 o más porciones de Proteína saludable de la lista de alimentos.

POR PORCIÓN: (1 porción)

Calorías: 252
Grasa: 11g (Grasa Sat.: 2g)
Colesterol: 0mg
Sodio: 230mg
Carbs Totales: 33g (Fibra: 5g)
Proteína: 8g

SANDWICHES DE ENSALADA DE HUEVO Y AGUACATE

PORCIONES
2

PREPARACIÓN
20 MINS

LISTO EN
20 MINS

PLATO
CARBS + PROTEÍNA

Aligere la clásica ensalada de huevo intercambiando aguacate cremoso en lugar de usar mayonesa, usando pan tostado de trigo integral y tendrás un almuerzo fácil de preparar y listo para el trabajo o la escuela.

INGREDIENTES:

- ½ Aguacate maduro.
- 1½ Cucharaditas de jugo de limón.
- 1 Cucharadita de aceite de aguacate.
- 3 Huevos duros, picados.
- ¼ Taza de apio finamente picado (aprox. 1 tallo).
- 1 Cucharada cebollino fresco, recortado.
- ¼ Cucharadita de sal.
- ⅛ Cucharadita de pimienta molida.
- 4 Rebanadas de pan de sándwich integral tostado.
- 2 Hojas de lechuga.

POR PORCIÓN: (1 sandwich)

Calorías: 350
Grasa: 19g (Grasa Sat.: 4g)
Colesterol: 246mg
Sodio: 642mg
Carbs Totales: 30g (Fibra: 7g)
Proteína: 17g

INSTRUCCIONES:

1. Saca la mitad del aguacate en un tazón mediano. Agregue jugo de limón y aceite; triturar hasta que esté suave. Agregue los huevos picados, el apio, el cebollino, la sal y la pimienta y revuelva para combinar. Divide la mezcla entre 2 rebanadas de pan tostado. Cubra cada una con un trozo de lechuga y otra rebanada de pan tostado.

COMPLETA EL PLATO:
Si desea, puede incluir 1 porción de proteína, Verduras o carbohidratos de la lista de alimentos.

TOSTADA DE QUESO CON KIWI Y FRESAS

PORCIONES
1

PREPARACIÓN
5 MINS

LISTO EN
5 MINS

PLATO
CARBS + PROTEÍNA

¿Apurado? Toma solo 5 minutos mezclar esta alegre tostada de fresa y kiwi.

INGREDIENTES:

2 Cucharadas de yogur griego sin grasa de fresa.
1 Cucharada de queso crema.
1 Rebanada de pan 100% integral, tostado.
½ Kiwi, pelado y en rodajas.
1 Fresa, tallos retirados y en rodajas.

POR PORCIÓN: (1 tostada)

Calorías: 187
Grasa: 6g (**Grasa Sat.:** 3g)
Colesterol: 16mg
Sodio: 202mg
Carbs Totales: 25g (**Fibra:** 3g)
Proteína: 9g

INSTRUCCIONES:

1. Combine el yogur y el queso crema en un tazón pequeño.

2. Unte la mezcla de yogurt sobre tostadas y cubra con kiwi y fresa.

COMPLETA EL PLATO:
Si desea, puede incluir 1 porción de proteína, Verduras o carbohidratos de la lista de alimentos.

WAFFLE DEL SUROESTE

PORCIONES
1

PREPARACIÓN
10 MINS

LISTO EN
10 MINS

PLATO
CARBS + PROTEÍNA

Este Waffle de huevo tiene un toque del suroeste con aguacate y salsa fresca. Y aunque normalmente esperarías que se sirva en una tostada o un panecillo inglés, hemos cambiado las cosas sirviéndolo en un Waffle integral.

INGREDIENTES:

- **1** Waffle integral.
- **1** Huevo Frito, estrellado.
- **¼** Aguacate mediano, cortado a la mitad, sin semillas, pelado y picado.
- **1** Cucharada de salsa fresca refrigerada.

POR PORCIÓN: (1 waffle)

Calorías: 207
Grasa: 12g (**Grasa Sat.:** 2g)
Colesterol: 186mg
Sodio: 279mg
Carbs Totales: 17g (**Fibra:** 6g)
Proteína: 9g

INSTRUCCIONES:

1. Tostar los Waffles según las instrucciones del paquete. Cubra con huevo, aguacate y salsa.

COMPLETA EL PLATO:

Si desea, puede incluir 1-2 porciones de Proteína, Verduras o carbohidratos de la lista de alimentos.

FRITTATA DE PRIMAVERA

PORCIONES
2

PREPARACIÓN
25 MINS

LISTO EN
25 MINS

PLATO
PROTEÍNA

Las frittatas son un plato versátil que se puede servir en el desayuno, el almuerzo o la cena. Esta frittata fácil, con vegetales verdes de primavera acentuados por tomates picados y queso parmesano, puede estar en su plato en solo 25 minutos.

INGREDIENTES:

2 Huevos, ligeramente batidos.
4 Claras de huevo.
2 Cda. de leche sin grasa.
1 Cdta. de Cebollinos frescos, cortados.
⅛ Cdta. de pimienta negra.
¼ Taza de queso parmesano finamente rallado (1 onza).
2 Cdta. de aceite de oliva.
½ Taza de espárragos de 1/2 in.
¼ Taza de cebolla verde en rodajas.
½ Taza de hojas de espinacas picadas gruesas
1 Diente de ajo, picado.
1 Tomate Roma pequeño, picado.

INSTRUCCIONES:

1. Precaliente el asador. En un tazón pequeño combine los huevos, las claras de huevo, la leche, el cebollino y la pimienta: agregue 2 cucharadas de queso.

2. En una sartén antiadherente a prueba de asar de 8 pulgadas, caliente el aceite a fuego medio. Agregue espárragos y cebollas verdes; cocine y revuelva 2 minutos. Agregue las espinacas y el ajo; cocina 30 segundos o solo hasta que las espinacas se marchiten.

3. Vierta la mezcla de huevo en la sartén; reduzca el fuego a bajo. Cocine, cubierto, de 10 a 12 minutos o hasta que esté casi listo. Espolvoree con las 2 cucharadas de queso restantes.

4. Coloque la sartén debajo de la parrilla de 4 a 5 pulgadas del calor. Ase a la parrilla 1 minuto o solo hasta que la parte superior esté firme y el queso se derrita. Cubra con tomate.

POR PORCIÓN: (1/2 frittata)

Calorías: 214
Grasa: 12g (Grasa Sat.: 4g)
Colesterol: 195mg
Sodio: 377mg
Carbs Totales: 7g (Fibra: 2g)
Proteína: 18g

COMPLETA EL PLATO:
Si desea, puede incluir 1-2 porciones de Proteína, Verduras o carbohidratos de la lista de alimentos.

FRITTATA DE TOMATE Y OLIVA

PORCIONES
4

PREPARACIÓN
20 MINS

LISTO EN
40 MINS

PLATO
PROTEÍNA

Esta sabrosa frittata satisfará a su familia cualquier noche de la semana.

INGREDIENTES:

- **1** Pimiento dulce anaranjado o rojo mediano, sin semillas y cortado en tiras finas.
- **½** Taza de cebolla picada.
- **1** Cda. de aceite de oliva.
- **1½** Tazas de productos de huevo refrigerados o congelados, o 6 huevos, ligeramente batidos.
- **½** Taza de queso parmesano finamente rallado (2 onzas).
- **2** Cdas. de perejil italiano fresco (de hoja plana) o albahaca fresca cortados.
- **1** Cdas. oregano fresco, cortado.
- **¼** Cucharadita de pimienta negra molida.
- **¼** Taza de kalamata sin hueso o aceitunas maduras, en rodajas finas.
- **1** Tomate roma mediano, cortado en rodajas finas. Rebanadas de pan francés estilo baguette integral.

INSTRUCCIONES:

1. Precaliente el asador. En una sartén antiadherente de 8 pulgadas, cocine el pimiento y la cebolla en aceite caliente a fuego medio durante 5 minutos o hasta que estén tiernos, revolviendo ocasionalmente. Mientras tanto, en un tazón mediano combine los huevos, la mitad del queso, el perejil, el orégano y la pimienta negra.

2. Vierta la mezcla de huevo sobre la mezcla de pimienta en la sartén. Agregue las aceitunas. Cocine a fuego medio. A medida que la mezcla se endurece, pasa una espátula alrededor del borde de la sartén, levantando la mezcla de huevo para que la porción cruda fluya debajo. Continúe cocinando y levantando los bordes hasta que la mezcla de huevo esté casi preparada (la superficie estará húmeda). Coloque las rodajas de tomate sobre la mezcla de huevo. Espolvorea con el queso restante.

3. Ase a la parrilla de 4 a 5 pulgadas del fuego durante 2 a 3 minutos o hasta que se establezca el centro. Dejar reposar 5 minutos antes de servir. Cortar en cuatro trozos para servir. Servir con rodajas de baguette.

POR PORCIÓN: (1 porción)

Calorías: 217
Grasa: 8g (Grasa Sat.: 2g)
Colesterol: 7mg
Sodio: 567mg
Carbs Totales: 19g (Fibra: 3g)
Proteína: 16g

FRITTATA DE HONGOS

PORCIONES
4

PREPARACIÓN
30 MINS

LISTO EN
40 MINS

PLATO
PROTEÍNA

Sirva esta frittata llena de vegetales con bayas frescas (u otra fruta) y tendrá un gran comienzo en su objetivo de frutas y verduras de 5 al día.

INGREDIENTES:

- **1** Cucharada de aceite de oliva.
- **1** Taza de champiñones cremini frescos en rodajas.
- **2** Tazas de espinacas o acelgas frescas, ralladas.
- **1** Chalota grande, en rodajas finas.
- **4** Huevos.
- **2** Claras de huevo.
- **2** Cucharaditas de romero fresco cortado o 1/2 cucharadita de romero seco, triturado.
- **¼** Cucharadita de pimienta negra molida.
- **⅛** Cucharadita de sal.
- **¼** Taza de aceitunas kalamata picadas en rodajas finas.
- **⅓** Taza de queso parmesano rallado.

POR PORCIÓN: (1/4 frittata)

Calorías: 165
Grasa: 11g (Grasa Sat.: 3g)
Colesterol: 216mg
Sodio: 416mg
Carbs Totales: 4g (Fibra: 1g)
Proteína: 12g

INSTRUCCIONES:

1. Precaliente el asador. En una sartén antiadherente mediana, caliente el aceite a fuego medio. Agregue los champiñones a la sartén; cocine por 3 minutos, revolviendo ocasionalmente. Agregue la acelga y la chalota. Cocine unos 5 minutos o hasta que los champiñones y las acelgas estén tiernos, revolviendo ocasionalmente.

2. Mientras tanto, en un tazón mediano, mezcle los huevos, las claras de huevo, el romero, la pimienta y la sal. Vierta la mezcla de huevo sobre las verduras en la sartén. Cocine a fuego medio. A medida que la mezcla se endurece, pasa una espátula alrededor del borde de la sartén, levantando la mezcla de huevo para que la porción cruda fluya debajo. Continúe cocinando y levantando el borde hasta que la mezcla de huevo esté casi lista y la superficie esté ligeramente húmeda.

3. Espolvorear con aceitunas; cubra con queso. Ase a la parrilla a unas 4 pulgadas del fuego unos 2 minutos o hasta que la parte superior esté ligeramente dorada y el centro esté ajustado. Dejar reposar 5 minutos antes de servir.

COMPLETA EL PLATO:
Si desea, puede incluir 1-2 porciones de Proteína, Verduras o carbohidratos de la lista de alimentos.

STRATA DE JAMON Y ESPARRAGOS

PORCIONES
6

PREPARACIÓN
10 MINS

LISTO EN
1 H

PLATO
CARBS + PROTEÍNA

Un delicioso desayuno de queso, jamón y espárragos preparado con anticipación para que su brunch de vacaciones sea un poco menos agitado.

INGREDIENTES:

12 Rebanadas de pan francés o italiano (1/2 pulgada de espesor, 4 pulgadas de diámetro).

1 Taza de mezcla de queso italiano rallado (4 oz).

1 Taza de jamón cocido picado

8 Onz. espárragos frescos, cortados en trozos de 1 pulgada (2 tazas).

6 Huevos.

1 Taza de leche.

2 Cucharadas de jugo de limón.

¼ Cucharadita de ajo en polvo.

POR PORCIÓN: (1 porción)

Calorías: 240
Grasa: 11g (Grasa Sat.: 5g)
Colesterol: 213mg
Sodio: 540mg
Carbs Totales: 16g (Fibra: 1g)
Proteína: 19g

INSTRUCCIONES:

1. Caliente el horno a 350 ° F. Coloque la mitad del pan en una sola capa en una fuente de horno cuadrada engrasada de 8 pulgadas. Cubra uniformemente con capas de 1/2 de queso, jamón y espárragos. Cubra con el pan restante, colocando las rebanadas planas o en forma de tejas. Repita las capas de queso, jamón y espárragos.

2. Batir los huevos, la leche, el jugo de limón y el ajo en polvo en un tazón mediano hasta que se mezclen. Vertir sobre capas en una fuente para horno.

3. Hornee a 350 ° F hasta que esté inflado, dorado y con un cuchillo insertado cerca del centro, salga limpio, de 40 a 50 minutos. Cucharadas de albaricoques secos y 1/8 de cucharadita de sal en la parte superior de una caldera doble. Cubra y cocine sobre agua hirviendo durante aproximadamente 1 1/2 horas, verificando el nivel de agua en el fondo de la caldera doble de vez en cuando.

COMPLETA EL PLATO:

Si desea, puede incluir 1-2 porciones de Proteína, Verduras o carbohidratos de la lista de alimentos.

FRITTATA DE ESPINACA Y PATATAS

PORCIONES
6

PREPARACIÓN
10 MINS

LISTO EN
30 MINS

PLATO
CARBS + PROTEÍNA

"Este plato no solo es delicioso, sino que es fácil de preparar. Hago esto para los almuerzos y reuniones familiares del sábado. Es un gran éxito".

INGREDIENTES:

2 Cucharadas de aceite de oliva.
6 Patatas rojas pequeñas, en rodajas.
1 Taza de espinacas frescas rotas.
2 Cucharadas en rodajas de cebolla verde.
1 Cucharadita de ajo machacado.
   Sal y pimienta al gusto.
6 Huevos.
⅓ Taza de leche.
½ Taza de queso cheddar rallado.

POR PORCIÓN: (1 porción)

Calorías: 281
Grasa: 13g (Grasa Sat.: 4g)
Colesterol: 197mg
Sodio: 175mg
Carbs Totales: 29g (Fibra: 3g)
Proteína: 12g

INSTRUCCIONES:

1. Caliente el aceite de oliva en una sartén mediana a fuego medio. Coloque las papas en la sartén, cubra y cocine unos 10 minutos, hasta que estén tiernas pero firmes. Mezcle las espinacas, las cebollas verdes y el ajo. Condimentar con sal y pimienta. Continúe cocinando de 1 a 2 minutos, hasta que las espinacas se marchiten.

2. En un tazón mediano, bata los huevos y la leche. Verter en la sartén sobre las verduras. Espolvorea con queso Cheddar. Reduzca el fuego a bajo, cubra y cocine de 5 a 7 minutos, o hasta que los huevos estén firmes.

COMPLETA EL PLATO:
Si desea, puede incluir 1 o más porciones de Proteína saludable de la lista de alimentos.

OMELET DE PIMIENTO ROJO

PORCIONES
1

PREPARACIÓN
10 MINS

LISTO EN
10 MINS

PLATO
PROTEÍNA

Esta saludable tortilla de pimiento rojo y queso de cabra estará LISTO EN solo 10 minutos. Los cubos de albahaca congelados agregan un sabor maravilloso a este plato y ayudan a que sea muy rápido de preparar.

INGREDIENTES:

- **2** Cubitos de albahaca congelada picada.
- **½** Taza de producto de huevo refrigerado o congelado, descongelado.
  Aceite en aerosol antiadherente.
- **⅓** Taza de pimiento rojo asado picado.
- **¼** Taza de queso de cabra desmenuzado.
  Pimienta negra recién molida.
  Gajos de naranja (opcional).

POR PORCIÓN: (1 omelet)

Calorías: 201
Grasa: 9g (Grasa Sat.: 6g)
Colesterol: 22mg
Sodio: 585mg
Carbs Totales: 6g (Fibra: 1g)
Proteína: 19g

INSTRUCCIONES:

1. En un tazón pequeño, coloque cubos de albahaca en el microondas al 50% de potencia (medio) durante 20 segundos. Agregue el huevo hasta que esté combinado.

2. Cubra ligeramente una sartén antiadherente de 8 pulgadas con aceite en aerosol; calentar a fuego medio-alto. Vierta la mezcla de huevo; reduzca el fuego a medio. Cocine, sin revolver, hasta que el huevo comience a fraguar. Usando una espátula, levante suavemente los bordes del huevo, inclinando la sartén para permitir que el huevo crudo pase por debajo del huevo. Continúe hasta que el huevo esté bien cocido pero todavía esté brillante. Retírelo del calor.

3. Acomode la pimienta asada y el queso en la mitad de la tortilla; doblar la mitad sin relleno sobre el relleno. Deslice suavemente la tortilla sobre un plato caliente. Espolvorea con pimienta negra. Si lo desea, cubra con pimienta asada y queso adicionales y sirva con gajos de naranja.

COMPLETA EL PLATO:
Si desea, puede incluir 1-2 porciones de Proteína, Verduras o carbohidratos de la lista de alimentos.

OMELET DE QUESO CON ESPARRAGOS

PORCIONES
1

PREPARACIÓN
10 MINS

LISTO EN
20 MINS

PLATO
PROTEÍNA

Esta tortilla de espárragos con queso es fácil de preparar, satisface tu hambre, ¡Y también se ve hermosa!

INGREDIENTES:

Aceite en aerosol antiadherente.

3-5 Espigas finas de espárragos.

3 Claras de huevo o 2 claras y 1 huevo entero.

⅛ Cucharadita de pimienta negra recién molida.

½ Cucharadita de aceite de oliva.

1 Oz. de cuña de queso para untar envuelta individualmente, cortada.

1 Cucharada de rodajas de pimiento rojo.

1 Cucharadita de perejil o albahaca fresca.

POR PORCIÓN: (1 omelet)

Calorías: 119
Grasa: 5g (Grasa Sat.: 5g)
Colesterol: 10mg
Sodio: 427mg
Carbs Totales: 15g (Fibra: 5g)
Proteína: 15g

INSTRUCCIONES:

1. Cubra ligeramente una sartén antiadherente grande sin calentar con aceite en aerosol. Agregue los espárragos a la sartén y hornee a fuego medio-alto durante 7 minutos o hasta que estén dorados y crujientes, volteando ocasionalmente. Cubra con papel aluminio y reserve.

2. En un tazón mediano combine las claras de huevo y la pimienta. Con un tenedor, batir hasta que esté combinado pero no espumoso. En una sartén antiadherente de 8 pulgadas, caliente el aceite a fuego medio-alto. Agregue las claras de huevo a la sartén. Reduce el fuego a medio. A medida que los huevos comienzan a fraguar, use una espátula de silicona resistente al calor para levantar suavemente los bordes de la clara de huevo, inclinando la bandeja para permitir que la clara líquida corra debajo del huevo. Continúe hasta que el huevo esté listo pero todavía brillante.

3. Organizar las espárragos en la mitad de los huevos en una sartén. Cubra uniformemente con queso. Dobla la mitad sin llenar de los huevos sobre los espárragos y el queso. Deslice suavemente la tortilla fuera de la sartén en un plato para servir. Espolvorea tortilla con rodajas de pimiento rojo y perejil.

COMPLETA EL PLATO:

Si desea, puede incluir 1-2 porciones de Verduras o carbohidratos de la lista de alimentos.

OMELET RAPIDO Y FACIL

PORCIONES	PREPARACIÓN	LISTO EN	PLATO
4	10 MINS	20 MINS	PROTEÍNA

Espinacas frescas y un condimento casero de pimiento rojo llenan esta saludable tortilla.
Sirva con tostadas y fruta fresca para un delicioso desayuno.

INGREDIENTES:

1 Aceite en aerosol antiadherente.
2 Tazas de huevo refrigerado o congelado, descongelado.
2 Cdas. de cebollines frescos, perejil italiano (hoja plana) o perifollo, cortados.
⅛ Cdta. de sal.
⅛ Cdta. de pimienta de cayena.
½ Taza de queso cheddar bajo en grasa, rallado.
2 Tazas espinacas frescas y tiernas o espinacas frescas rotas.
⅔ Taza de pimiento rojo picado.
2 Cdas. de cebolla verde finamente picada.
1 Cda. de vinagre de manzana.
¼ Cdta. de pimienta negra.

POR PORCIÓN: (1/4 omelet)

Calorías: 122
Grasa: 3g (Grasa Sat.: 2g)
Colesterol: 10mg
Sodio: 404mg
Carbs Totales: 7g (Fibra: 3g)
Proteína: 16g

INSTRUCCIONES:

1. Cubra una sartén antiadherente de 10 pulgadas con lados acampañados con aceite en aerosol. Caliente la sartén a fuego medio.

2. En un tazón grande, combine el producto de huevo, cebollino, sal y pimienta de cayena. Use un batidor rotativo o un batidor de alambre para batir hasta que esté espumoso. Verter en una sartén preparada. Inmediatamente comience a revolver los huevos suavemente pero continuamente con una espátula de madera o plástico hasta que la mezcla se asemeje a pequeños trozos de huevo cocido rodeados de huevo líquido. Deja de remover. Cocine durante 30 a 60 segundos más o hasta que el huevo esté firme pero brillante.

3. Cuando el huevo esté listo pero todavía brillante, espolvoree con queso. Cubra con 1 taza de espinacas y ¼ de taza de condimento de pimiento rojo. Con una espátula, levante y doble un lado de la tortilla parcialmente sobre el relleno. Acomode las espinacas restantes en una fuente caliente. Transfiera la tortilla al plato. Cubra con el condimento restante. Rinde 4 porciones.

4. Condimento de pimiento rojo: en un tazón pequeño, combine el pimiento rojo, la cebolla verde, el vinagre y la pimienta negra.

COMPLETA EL PLATO:
Si desea, puede incluir 1-2 porciones de Proteína, Verduras o carbohidratos de la lista de alimentos.

RAPIDO OMELET CON VEGETALES

PORCIONES	PREPARACIÓN	LISTO EN	PLATO
3	5 MINS	10 MINS	CARBS + PROTEÍNA

Esta tortilla rápida y fácil es la solución perfecta para el desayuno o el brunch. Esta tortilla baja en calorías contiene un ponche de Proteína y ofrece una combinación de sabor única garantizada para ayudar a comenzar el día.

INGREDIENTES:

1 (12 onzas) paquete de papas rojas asadas y judías verdes asadas en salsa de mantequilla de romero.
Spray de cocina antiadherente.

¾ Taza de producto de huevo refrigerado.

2 Cdas. de agua.

¼ Taza de queso cheddar bajo en grasa, rallado.
Cebollino fresco cortado.

POR PORCIÓN: (1/2 taza de vegetales mas 1/3 omelet)

Calorías: 141
Grasa: 3g (**Grasa Sat.:** 2g)
Colesterol: 9mg
Sodio: 445mg
Carbs Totales: 18g (**Fibra:** 2g)
Proteína: 11g

INSTRUCCIONES:

1. Ponga en el microondas los vegetales de acuerdo a las instrucciones del paquete.

2. Mientras tanto, cubra ligeramente una sartén antiadherente grande con aceite en aerosol; precalentar la sartén a fuego medio-alto. En un tazón pequeño, mezcle el producto de huevo y el agua; vierta en la sartén caliente. Cocine a fuego medio-alto sin remover. A medida que la mezcla se endurece, pasa una espátula alrededor del borde de la sartén, levantando la mezcla de huevo para que la porción cruda fluya debajo. Cocine de 30 a 60 segundos más o hasta que la mezcla de huevo esté lista. Usando una espátula, voltea la tortilla. Apaga el calor.

3. Transfiera las verduras a un molde para pastel de 9 pulgadas; cubra con tortilla, doblando los bordes para ajustar el plato, si es necesario Espolvorea con queso. Microondas al 100% (alta) de potencia durante unos 30 segundos o hasta que el queso se derrita. Cubra con cebollino.

COMPLETA EL PLATO:
Si desea, puede incluir 1-2 porciones de Proteína, Verduras o carbohidratos de la lista de alimentos.

HUEVOS REVUELTOS CON TOMATES Y PIMIENTAS

PORCIONES
4

PREPARACIÓN
10 MINS

LISTO EN
20 MINS

PLATO
PROTEÍNA

El producto de huevo refrigerado o congelado y la leche descremada unen fuerzas con vegetales coloridos para obtener un plato de huevo rápido y satisfactorio que toma solo unos minutos.

INGREDIENTES:

- **1** Cda. de aceite de oliva.
- **½** Taza de cebolla picada.
- **½** Pimiento rojo o verde picado.
- **½** Tomate sin semillas, picado.
- **2** Tazas de productos de huevo refrigerados o congelados, descongelados o 8 huevos
- **⅓** Taza de leche sin grasa.
- **¼** Cdta. de sal.
- **⅛** Cucharadita de pimienta negra molida.

POR PORCIÓN: (1 porción)

Calorías: 114
Grasa: 4g (Grasa Sat.: 1g)
Colesterol: 0mg
Sodio: 386mg
Carbs Totales: 7g (Fibra: 1g)
Proteína: 13g

INSTRUCCIONES:

1. En una sartén grande, caliente el aceite de oliva a fuego medio. Agregue la cebolla y el pimiento; cocine de 4 a 6 minutos o hasta que estén tiernos, revolviendo ocasionalmente. Agregue el tomate.

2. Mientras tanto, en un tazón mediano, mezcle el producto de huevo, la leche, la sal y la pimienta negra. Agregue la mezcla de huevo a la mezcla de vegetales en la sartén. Cocine a fuego medio, sin revolver, hasta que la mezcla comience a asentarse en el fondo y alrededor del borde.

3. Con una espátula o una cuchara grande, levante y doble la mezcla de huevo parcialmente cocida para que la porción cruda fluya debajo. Continúe cocinando a fuego medio durante 2 a 3 minutos o hasta que la mezcla de huevo esté bien cocida pero todavía esté brillante y húmeda. Retírelo del calor. Servir inmediatamente. Rinde 4 porciones.

COMPLETA EL PLATO:
Si desea, puede incluir 1-2 porciones de Proteína, Verduras o carbohidratos de la lista de alimentos.

TRUCHA AHUMADA, ESPINACA Y HUEVOS REVUELTOS

PORCIONES
2

PREPARACIÓN
15 MINS

LISTO EN
15 MINS

PLATO
PROTEÍNA

Eleve los huevos revueltos con trucha ahumada y espinacas frescas en esta saludable receta de desayuno.

INGREDIENTES:

4 Huevos grandes.
2 Cdas. de leche baja en grasa.
¼ Cucharadita de pimienta molida.
2 Pizca de sal.
2 Cucharaditas de aceite de semilla de uva o aceite de aguacate.
½ Cda. de chalota finamente picada.
1 Trucha ahumada deshuesada y en hojuelas (1 1/2 onzas).
1 Taza de espinacas picadas.

POR PORCIÓN: (3/4 taza)

Calorías: 243
Grasa: 17g (Grasa Sat.: 4g)
Colesterol: 379mg
Sodio: 455mg
Carbs Totales: 4g (Fibra: 0g)
Proteína: 19g

INSTRUCCIONES:

1. Batir los huevos, la leche, la pimienta y la sal en un tazón mediano hasta obtener un color amarillo pálido.

2. Caliente el aceite en una sartén antiadherente mediana a fuego medio. Agregue la chalota y cocine, revolviendo, hasta que comience a dorarse, de 1 a 2 minutos. Agregue la mezcla de huevo y reduzca el fuego a medio-bajo. Cocine, sin molestias, hasta que los bordes comiencen a fraguar, aproximadamente 30 segundos. Espolvorea truchas sobre los huevos. Usando una espátula de goma, empuje suavemente y doble los huevos hasta que estén esponjosos y apenas cuajados, de 2 a 4 minutos. Agregue las espinacas. Retire del fuego, cubra y deje reposar hasta que la espinaca esté marchita, de 1 a 2 minutos.

COMPLETA EL PLATO:

Si desea, puede incluir 1-2 porciones de Verduras o carbohidratos de la lista de alimentos.

Aves de Corral

POLLO AL ROMERO

PORCIONES
6

PREPARACIÓN
5 MINS

LISTO EN
30 MINS

PLATO
PROTEÍNA

¡Intensamente aromático, este pollo toscano al romero es una receta fácil baja en carbohidratos que es lo suficientemente simple para una noche de semana y lo suficientemente elegante para una cena!

INGREDIENTES:

- **3** Cdas. de mantequilla.
- **1½** Cdas. de aceite de oliva.
- **3** Dientes de ajo.
- **3** Pechuga de pollo grande sin hueso y sin piel.
- **½** Taza de vinagre de vino tinto.
- **1** Cdta. de sal.
- **1** Taza de Vermut seco.
- **3** Cdas. de romero fresco.
- **¾** Cdta. de granos de pimienta rosa.

POR PORCIÓN: (1 porción)

Calorías: 167
Grasa: 11g (Grasa Sat.: 4g)
Colesterol: 56mg
Sodio: 183mg
Carbs Totales: 1g (Fibra: 0g)
Proteína: 16g

INSTRUCCIONES:

1. Corta cada pechuga de pollo por la mitad. Seque el pollo con una toalla de papel.

2. Calienta una sartén grande a fuego medio-alto. Agrega la mantequilla y el aceite de oliva. Cuando la mantequilla se haya derretido, agregue el ajo y cocine por unos 30 segundos hasta que el ajo esté dorado. Desecha el ajo.

3. Agregue las pechugas de pollo y cocine hasta que estén bien doradas por ambos lados (1-2 minutos). Reduce el fuego a medio y agrega vinagre y sal. Cubra inmediatamente y cocine por unos 5 minutos hasta que el aroma del vinagre disminuya.

4. Agregue el romero y el vermut y cocine sin tapar hasta que el pollo esté tierno y haya alcanzado los 165 grados Fahrenheit en un termómetro (aproximadamente 10 minutos). Retire el pollo a una fuente grande.

5. Agregue los granos de pimienta a la sartén y hierva la salsa. Hervir durante 3 a 5 minutos hasta que la salsa se haya reducido y esté ligeramente espesa. Servir sobre el pollo.

> **COMPLETA EL PLATO:**
> Aguegue Ensalada de Tomates y Espárragos (Pág. 154) y Pilaf de Arroz Integral (Pág. 126)

PICCATA DE POLLO AL LIMON

PORCIONES
4

PREPARACIÓN
10 MINS

LISTO EN
30 MINS

PLATO
PROTEÍNA

¡Piccata de Pollo al Limón es una versión económica de un clásico italiano! ¡Increíblemente fácil y baja en carbohidratos, esta receta de piccata es una que querrás hacer una y otra vez!

INGREDIENTES:

- **2** Pechugas de pollo deshuesadas y sin piel.
- **3** Cdas. de mantequilla sin sal.
- **1½** Cdas. de harina para todo uso.
- **¼** Cdta. de pimienta blanca.
- **¼** Cdta. de sal.
- **2** Cdas. de aceite de oliva.
- **⅓** Taza de vino blanco seco.
- **⅓** Taza de caldo de pollo bajo en sodio.
- **¼** Taza de jugo de limón.
- **¼** Copa alcaparras escurridas.
- **¼** Taza de perejil italiano picado.
  Sal y pimienta.

POR PORCIÓN: (1 porción)

Calorías: 246
Grasa: 16g (**Grasa Sat.:** 6g)
Colesterol: 72mg
Sodio: 459mg
Carbs Totales: 3g (**Fibra:** 0g)
Proteína: 20g

INSTRUCCIONES:

1. Corta las pechugas de pollo por la mitad a lo largo para que obtengas 2 rodajas finas de pollo de cada pechuga.

2. Si las rodajas de pollo son muy gruesas, use un mazo u otro objeto pesado para aplanarlas ligeramente; no debe tener más de ½ pulgada (1,25 cm) de grosor.

3. Extienda la harina finamente en un plato. Condimentar con sal y pimienta.

4. Escurra ligeramente las rodajas de pechuga de pollo en la harina sazonada, sacudiendo el exceso de harina. Dejar de lado.

5. Calienta una sartén grande a fuego medio-alto. Cuando el aceite brille, agregue las rodajas de pechuga de pollo a la sartén. Cocine por 3 - 4 minutos hasta que se dore. Voltee las rodajas de pollo y dorelas del otro lado. Retire las rodajas de pollo de la sartén y reserve.

6. Agregue el vino a la sartén, revolviendo y raspando los trozos dorados en el fondo de la sartén.

7. Agregue el jugo de limón y el caldo de pollo. Aumente el fuego a alto y hierva hasta que la salsa espese, aproximadamente 3 minutos.

8. Reduce el fuego a medio y agrega la mantequilla. Agregue las alcaparras y el perejil y agregue las rodajas de pechuga de pollo nuevamente a la sartén para calentar. Pruebe la salsa y ajuste el condimento y sirva.

POLLO AL ESTRAGON

PORCIONES
4

PREPARACIÓN
35 MINS

LISTO EN
35 MINS

PLATO
PROTEÍNA

Esta salsa cremosa es un clásico con pollo, y aunque el estragón es la hierba tradicional, el tomillo o el romero también funcionarían maravillosamente.

INGREDIENTES:

- **4** Pechugas de pollo deshuesadas y sin piel, sin grasa (1-1 1/4 libras en total).
- **¼** Cdta. de sal o al gusto.
- **¼** Cdta. de pimienta recién molida o al gusto.
- **3** Cucharaditas de aceite de oliva virgen extra, o aceite de canola, dividido.
- **¼** Taza de chalotas picadas.
- **½** Taza de caldo de pollo, bajo en sodio.
- **½** Taza de vino blanco seco.
- **1** Cucharada de mostaza Dijon.
- **1** Cucharada de crema agria baja en grasa.
- **1** Cucharada de estragón fresco picado.

POR PORCIÓN: (1 porción)

Calorías: 196
Grasa: 7g (Grasa Sat.: 2g)
Colesterol: 64mg
Sodio: 365mg
Carbs Totales: 4g (Fibra: 0g)
Proteína: 24g

INSTRUCCIONES:

1. Sazone el pollo por ambos lados con ¼ de cucharadita de sal y pimienta. Caliente 1½ cucharaditas de aceite en una sartén grande y pesada a fuego medio-alto. Agregue el pollo y cocine hasta que esté bien dorado, aproximadamente 3 minutos por lado. Transfiera a un plato y carpa con papel de aluminio.

2. Reduce el fuego a medio. Agregue la 1½ cucharaditas restantes de aceite a la sartén. Añadir chalotas; cocine, revolviendo, hasta que se ablanden, de 2 a 3 minutos. Agregue el caldo y el vino y cocine a fuego lento. Cocine hasta que se reduzca a la mitad, aproximadamente 3 minutos.

3. Regrese el pollo y los jugos acumulados a la sartén; reduzca el fuego a bajo. Cocine a fuego lento hasta que el pollo esté bien cocido, unos 4 minutos. Transfiere el pollo a una fuente caliente. Agregue la salsa de mostaza, crema agria y estragón. Sazone al gusto con sal y pimienta y ponga una cuchara sobre el pollo.

COMPLETA EL PLATO:

Aguegue Ensalada de Tomates y Espárragos (Pág.154) y Puré de papas rústico con ajo (Pág. 133)

POLLO CON MERMELADA

PORCIONES
4

PREPARACIÓN
20 MINS

LISTO EN
20 MINS

PLATO
PROTEÍNA

La mermelada de naranja y la ralladura de naranja recién rallada son una salsa deliciosamente picante para los filetes de pollo de cocción rápida.

INGREDIENTES:

1   Taza de caldo de pollo bajo en sodio.
2   Cdas. de vinagre de vino tinto.
2   Cdas. de mermelada de naranja.
1   Cdta. de mostaza Dijon.
1   Cdta. de Maicena.
1   Libra de pollo.
½   Cdta. de sal Kosher.
¼   Cdta. de pimienta recién molida.
6   Cdtas. de aceite de oliva virgen extra, dividido
2   Chalotas grandes, picadas.
1   Cdta. de ralladura de naranja, recién rallada.

POR PORCIÓN:
(3 oz, 2 cdta. de salsa)

Calorías: 227
Grasa: 10g (Grasa Sat.: 2g)
Colesterol: 63mg
Sodio: 357mg
Carbs Totales: 10g (Fibra: 0g)
Proteína: 24g

INSTRUCCIONES:

1.   Batir el caldo, el vinagre, la mermelada, la mostaza y la maicena en un tazón mediano.

2.   Espolvoree el pollo con sal y pimienta. Caliente 4 cucharaditas de aceite en una sartén grande a fuego medio-alto. Agregue el pollo y cocine hasta que esté dorado, aproximadamente 2 minutos por lado. Transfiera a un plato y cubra con papel de aluminio para mantener el calor.

3.   Agregue las 2 cucharaditas restantes de aceite y chalotas a la sartén y cocine, revolviendo con frecuencia, hasta que comience a dorarse, aproximadamente 30 segundos. Batir la mezcla de caldo y agregarla a la sartén. Llevar a fuego lento, raspando cualquier trozo dorado. Reduzca el calor para mantener un fuego lento; cocine hasta que la salsa esté ligeramente reducida y espesa, de 30 segundos a 2 minutos. Agrega el pollo; volver a hervir a fuego lento. Cocine, volteando una vez, hasta que el pollo esté bien caliente, aproximadamente 1 minuto. Retire del fuego y agregue la ralladura de naranja.

> **COMPLETA EL PLATO:**
> Agregue Arroz Tailandés (Pág. 124) Ensalada Mixta con Vinagre Balsámico (Pág. 144)

POLLO AL AJILLO

PORCIONES
4

PREPARACIÓN
40 MINS

LISTO EN
40 MINS

PLATO
PROTEÍNA

Los dientes de ajo enteros son suaves cuando se cuecen a fuego lento con pollo en una simple salsa de mostaza de vino blanco en esta receta de pollo con ajo.

INGREDIENTES:

- **2** Cabezas de ajo.
- **½** Cdta. de sal, dividida.
- **¼** Cdta. de pimienta recién molida.
- **3** Cdas. de aceite de oliva extra virgen.
- **⅓** Taza de vino blanco.
- **1** Taza de caldo de pollo bajo en sodio.
- **2** Cdtas. de mostaza Dijon.
- **2** Cdtas. de harina para todo uso.
- **⅓** Taza de cebollino fresco picado o cebolleta verde.

POR PORCIÓN:
(2 muslos & 1/3 taza de salsa)

Calorías: 343
Grasa: 18g (Grasa Sat.: 3g)
Colesterol: 168mg
Sodio: 631mg
Carbs Totales: 7g (Fibra: 0g)
Proteína: 33g

INSTRUCCIONES:

1. Aplasta ligeramente los dientes de ajo con un cuchillo grande para aflojar la piel. Pelar; corta los más grandes por la mitad. Espolvorea el pollo con ¼ de cucharadita de sal y pimienta.

2. Caliente el aceite en una sartén grande a fuego medio. Agregue el ajo y cocine, revolviendo, hasta que comience a dorarse, aproximadamente 2 minutos. Retirar a un plato con una cuchara ranurada.

3. Agregue el pollo a la sartén y cocine hasta que se dore por un lado, aproximadamente 4 minutos. Darle la vuelta y devolver el ajo a la sartén. Agregue el vino y cocine por 1 minuto.

4. Batir el caldo, la mostaza, la harina y la ¼ cucharadita de sal restante en un tazón pequeño. Agregue la mezcla a la sartén; llevar a ebullición, luego reduzca el calor para mantener un fuego lento vivo. Cubra y cocine hasta que el pollo esté bien cocido, de 8 a 10 minutos. Sirva espolvoreado con cebollino (o cebolleta verde).

COMPLETA EL PLATO:
Agregue Ensalada de Brócoli con Limón y Jengibre (Pág. 150) y Pilaf de Arroz y Maiz con especias (Pág. 122)

POLLO AL HORNO CON MOSTAZA DE ARCE

PORCIONES
8

PREPARACIÓN
30 MINS

LISTO EN
1 H 45 MINS

PLATO
PROTEÍNA

Disfruta de este pollo crujiente en casa para una cena familiar o llévatelo de picnic para comer frío: ¡no se necesitan tenedores ni cuchillos!

INGREDIENTES:

- **3** Cdas. de mostaza Dijon.
- **2** Cdas. de jarabe de arce puro, preferiblemente ámbar
- **2** Cdas. de aceite de maní o canola, divididas.
- **1** Cda. de tomillo fresco finamente picado, o 1 cucharadita seca.
- **¾** Cdta. de pimienta recién molida.
- **½** Cdta. de sal.
- **4** Libras de piezas de pollo con hueso (muslos y / o pechugas), sin piel, recortadas.
- **1½** Tazas de pan rallado fresco, preferiblemente de trigo integral.

POR PORCIÓN:
(1 porción)

Calorías: 243
Grasa: 9g (Grasa Sat.: 2g)
Colesterol: 86mg
Sodio: 315mg
Carbs Totales: 14g (Fibra: 2g)
Proteína: 25g

INSTRUCCIONES:

1. Batir la mostaza, el jarabe de arce, 1 cucharada de aceite, el tomillo, la pimienta y la sal en un tazón grande. Agregue el pollo y gire para cubrir uniformemente. Cubra y marine en el refrigerador por al menos 30 minutos y hasta 6 horas.

2. Precaliente el horno a 400 ° F. Coloque una rejilla sobre una bandeja para hornear grande.

3. Combine las migas de pan y la 1 cucharada de aceite restante en un plato. Drague el lado pelado de cada trozo de pollo en las migas de pan (con muslos, drague el lado más carnoso) y coloque el lado empanado hacia arriba en la rejilla de alambre. Deje al menos 1 pulgada entre piezas.

4. Hornee hasta que estén doradas y un termómetro de lectura instantánea insertado en la parte más gruesa de la carne registre 165 ° F por 35 - 40 minutos. Servir caliente o dejar enfriar, refrigerar y servir frío entre piezas.

COMPLETA EL PLATO:
Agregue Batatas Asadas (Pág. 135) y Ensalada Verde Simple con Citronela (Pág. 152)

POLLO A LA CORDON BLUE

PORCIONES
4

PREPARACIÓN
35 MINS

LISTO EN
35 MINS

PLATO
PROTEÍNA

Para hacer el cordon bleu tradicional, coloque el jamón serrano (u otro jamón) y queso entre finas rebanadas de pollo o ternera, luego pan y saltee toda la pila.

INGREDIENTES:

- **4** Pechugas de pollo deshuesadas y sin piel (1 1/4 - 1 1/2 libras), recortado y licitaciones eliminadas.
- **½** Cdta. de pimienta recién molida, dividida.
- **¼** Cdta. de sal.
- **⅓** Taza de queso rallado Gruyère o queso suizo.
- **2** Cdas. de queso crema bajo en grasa.
- **¼** Taza de pan rallado seco y grueso.
- **1** Cda. de perejil o tomillo fresco picado.
- **4** Cdtas. de aceite de oliva extra virgen, divididas.
- **¼** Taza de jamón picado (1 oz.)

INSTRUCCIONES:

1. Precaliente el horno a 400 ° F.

2. Espolvorea el pollo con ¼ cucharadita de pimienta y sal. Combine el queso y el queso crema en un tazón. Combine el ¼ de cucharadita de pimienta restante con pan rallado, perejil (o tomillo) y 2 cucharaditas de aceite en otro tazón.

3. Calienta las 2 cucharaditas restantes de aceite en una sartén antiadherente grande a prueba de horno a fuego medio. Cocine el pollo hasta que se dore por ambos lados, aproximadamente 2 minutos por lado. Mueva el pollo al centro para que todas las piezas se toquen. Unte con la mezcla de queso, espolvoree con jamón, luego cubra con la mezcla de pan rallado.

4. Hornee hasta que el pollo ya no esté rosado en el centro y un termómetro de lectura instantánea registre 165 ° F, de 5 a 7 minutos.

POR PORCIÓN: (1 porción)

Calorías: 245
Grasa: 12g (Grasa Sat.: 4g)
Colesterol: 82mg
Sodio: 348mg
Carbs Totales: 4g (Fibra: 1g)
Proteína: 28g

COMPLETA EL PLATO:
Agregue Ensalada de Brócoli con Limón y Jengibre (Pág. 150) y Puré de papa hecho en casa (Pág. 132)

POLLO CON LIMON Y ENELDO

PORCIONES
4

PREPARACIÓN
30 MINS

LISTO EN
30 MINS

PLATO
PROTEÍNA

El limón y el eneldo frescos crean una salsa rápida de inspiración griega para pechugas de pollo salteadas simples.

INGREDIENTES:

- **4** Pechugas de pollo deshuesadas y sin piel, (1-1 1/4 libras). Sal y pimienta recién molida, al gusto.
- **3** Cdtas. de aceite extra virgen, o aceite de canola, dividido.
- **¼** Taza de cebolla picada fina.
- **3** Dientes de ajo picados.
- **1** Taza de caldo de pollo de Sodio reducido.
- **2** Cdtas. de harina.
- **2** Cucharadas de eneldo fresco picado, dividido.
- **1** Cda. de jugo de limon.

POR PORCIÓN:
(1 porción)

Calorías: 170
Grasa: 6g (Grasa Sat.: 1g)
Colesterol: 63mg
Sodio: 339mg
Carbs Totales: 3g (Fibra: 0g)
Proteína: 24g

INSTRUCCIONES:

1. Sazone las pechugas de pollo por ambos lados con sal y pimienta. Caliente 1½ cucharaditas de aceite en una sartén grande y pesada a fuego medio-alto. Agregue el pollo y dore hasta que esté bien dorado por ambos lados, aproximadamente 3 minutos por lado. Transfiera el pollo a un plato y carpa con papel de aluminio.

2. Reduce el fuego a medio. Agregue la 1½ cucharaditas restantes de aceite a la sartén. Agregue la cebolla y el ajo y cocine, revolviendo, durante 1 minuto. Batir el caldo, la harina, 1 cucharada de eneldo y el jugo de limón en una taza medidora y agregar a la sartén. Cocine, batiendo, hasta que espese un poco, aproximadamente 3 minutos.

3. Regrese el pollo y los jugos acumulados a la sartén; reduzca el fuego a bajo y cocine a fuego lento hasta que el pollo esté bien cocido, aproximadamente 4 minutos. Transfiere el pollo a una fuente caliente. Sazone la salsa con sal y pimienta y ponga la cuchara sobre el pollo. Adorne con la 1 cucharada restante de eneldo fresco picado.

COMPLETA EL PLATO:
Agregue Ensalada de Brócoli con Limón y Jengibre (Pág. 150) y Puré de papas rústico con ajo (Pág. 133)

PECHUGA DE POLLO CON LIMONES ASADOS

PORCIONES
4

PREPARACIÓN
40 MINS

LISTO EN
40 MINS

PLATO
PROTEÍNA

Los limones tostados picantes armonizan maravillosamente con el pollo. También son deliciosos picados y espolvoreados sobre pescado.

INGREDIENTES:

- **3** Limones medianos, en rodajas finas y sin semillas.
- **1** Cdta. de aceite extra virgen.
- **⅛** Cdta. de sal.
- **4** Mitades de pechuga de pollo deshuesadas y sin piel (aprox. 1 libra en total), recortadas.
- **⅛** Cdta. de sal.
- **¼** Taza de harina para todo uso.
- **2** Cdtas. de aceite extra virgen.
- **1¼** Tazas de caldo de pollo reducido en sodio.
  Pimienta recién molida, al gusto.
- **2** Cdas. de alcaparras escurridas, enjuagadas.
- **2** Cdtas. de mantequilla.
- **3** Cdas. de perejil fresco picado, dividido.

POR PORCIÓN: (1 porción)

Calorías: 196
Grasa: 8g (Grasa Sat.: 2g)
Colesterol: 68mg
Sodio: 476mg
Carbs Totales: 6g (Fibra: 2g)
Proteína: 24g

INSTRUCCIONES:

1.   Para preparar limones asados: Precaliente el horno a 325 ° F. Cubra una bandeja para hornear con papel pergamino. Coloque las rodajas de limón en una sola capa. Cepille las rodajas de limón con 1 cucharada de aceite y espolvoree con ⅛ cucharadita de sal. Asa los limones hasta que estén ligeramente secos y comience a dorarse alrededor de los bordes, de 25 a 30 minutos.

2.   Mientras tanto, prepare el pollo: cubra el pollo con una envoltura de plástico y aplánelo con un rodillo o una sartén pesada hasta que quede aplanado a aproximadamente ½ pulgada de espesor. Espolvorea el pollo con ⅛ cucharadita de sal y pimienta. Coloque la harina en un plato poco profundo y drague el pollo para cubrir ambos lados; Sacude el exceso (desecha la harina restante).

3.   Caliente 2 cucharaditas de aceite en una sartén antiadherente grande a fuego medio-alto. Agregue el pollo y cocine hasta que esté dorado, de 2 a 3 minutos por lado. Agregue el caldo y hierva, raspando los trozos dorados. Agregue las alcaparras. Hervir hasta que el líquido se reduzca a la consistencia de jarabe, de 5 a 8 minutos, girando el pollo hasta la mitad. Agregue los limones asados, la mantequilla, 2 cucharadas de perejil y más pimienta, si lo desea; cocine a fuego lento hasta que la mantequilla se derrita y el pollo esté bien cocido, aproximadamente 2 minutos. Transfiere a un plato. Espolvorea con la 1 cucharada de perejil restante y sirve.

COMPLETA EL PLATO:
Agregue Arroz Pilaf con Maíz (Pág. 122) y Ensalada de Verduras Mixtas con Naranjas Rojas (Pág. 146)

POLLO ASADO CON BATATA

PORCIONES
4

PREPARACIÓN
15 MINS

LISTO EN
45 MINS

PLATO
PROTEÍNA + CARBS

Las batatas caramelizadas y la cebolla roja son la cama para los muslos de pollo que se cocinan rápidamente en un horno muy caliente, perfecto para una cena rápida y saludable de pollo.

INGREDIENTES:

2 Cdas. de grano entero o mostaza Dijon.

2 Cdas. de tomillo fresco picado o 2 Cdtas. seco.

2 Cdas. de aceite de oliva extra virgen, dividido.

½ Cdta. de sal, dividida.

½ Cdta. de pimienta recién molida, dividida.

2 Libra los muslos de pollo con hueso, sin piel.

2 Batatas medianas, peladas y cortadas en trozos de 1 pulgada.

1 Cebolla roja grande, cortada en trozos de 1 pulgada.

POR PORCIÓN: (1 porción)

Calorías: 408
Grasa: 17g (Grasa Sat.: 4g)
Colesterol: 86mg
Sodio: 554mg
Carbs Totales: 34g (Fibra: 5g)
Proteína: 27g

INSTRUCCIONES:

1. Coloque la rejilla en el tercio inferior del horno; precalentar a 450 ° F. Coloque una bandeja para hornear con borde grande en el horno para precalentar.

2. Combine la mostaza, el tomillo, 1 cucharada de aceite y ¼ de cucharadita de sal y pimienta en un tazón pequeño; extienda la mezcla uniformemente sobre el pollo.

3. Mezcle las batatas y la cebolla en un tazón con el resto de 1 cucharada de aceite y ¼ de cucharadita de sal y pimienta. Retire con cuidado la bandeja para hornear del horno y extienda las verduras sobre ella. Coloque el pollo sobre las verduras.

4. Regrese la sartén al horno y ase, revolviendo las verduras una vez a la mitad, hasta que las verduras estén tiernas y comiencen a dorarse y un termómetro de lectura instantánea insertado en un muslo de pollo registre 165 ° F, 30 a 35 minutos.

COMPLETA EL PLATO:
Ensalada Mixta con Vinagre Balsámico (Pág. 144)

ENSALADA DE POLLO CON PESTO

PORCIONES
6

PREPARACIÓN
20 MINS

LISTO EN
20 MINS

PLATO
PROTEÍNA

El pesto preparado es el ingrediente secreto en esta receta de ensalada de pollo cremosa y saludable. Para el aderezo más bonito, elige un pesto de color verde brillante. Sirva la ensalada con la cara abierta sobre pan tostado o colóquela sobre las verduras frescas para ensalada.

INGREDIENTES:

- ½ Taza de yogur griego sin grasa.
- ⅓ Taza de mayonesa.
- 2 Cdas. de chalota picada.
- 2 Cdas. de pesto.
- 2 Cdtas. de jugo de limón.
- ½ Cdta. de sal.
- ½ Cdta. de pimienta molida.
- 3 Tazas de pollo cocido desmenuzado o picado.
- 1 Taza de rúcula picada en trozos grandes.
- ½ Taza de tomates cherry a la mitad.
- 3 Cucharadas de piñones tostados.

INSTRUCCIONES:

1. Combine el yogur, la mayonesa, la chalota, el pesto, el jugo de limón, la sal y la pimienta en un tazón grande. Agregue el pollo, la rúcula y los tomates. Cubra con piñones. Sirva a temperatura ambiente o refrigere hasta que esté frío, aproximadamente 2 horas.

> **COMPLETA EL PLATO:**
> Agregue Ensalada de Espinacas (Pág. 140) y Patatas Asadas de Piel Roja (Pág. 131)

POR PORCIÓN: (3/4 taza)

Calorías: 209
Grasa: 16g (Grasa Sat.: 3g)
Colesterol: 32mg
Sodio: 358mg
Carbs Totales: 3g (Fibra: 1g)
Proteína: 13g

QUINOA FRITA CON POLLO

PORCIONES
4

PREPARACIÓN
35 MINS

LISTO EN
35 MINS

PLATO
PROTEÍNA + CARBS

El arroz frito normal recibe un impulso de Proteína cuando el arroz se cambia por quinoa en esta receta de cena saludable. Siéntase libre de usar cualquier vegetal que tenga, el brócoli, las judías verdes y los champiñones son buenas opciones. Sirva con salsa picante si lo desea.

INGREDIENTES:

1 Cdta. de aceite de maní más 2 cdas, divididas.

2 Huevos grandes, batidos.

3 Cebolletas, en rodajas finas.

2 Cdtas. de jengibre fresco rallado.

2 Cdtas. de ajo picado.

1 Libra los muslos de pollo sin hueso ni piel, recortados y cortados en trozos de 1/2 in.

½ Taza de pimiento rojo en cubitos.

½ Taza de zanahoria picada.

½ Taza de guisantes, frescos o cong.

2 Tazas de quinoa cocida, fría.

3 Cdas. de salsa de soya o tamari, bajo en sodio.

1 Cdta. de aceite de sésamo tostado (oscuro) (opcional).

POR PORCIÓN: (1 1/4 tazas)

Calorías: 425
Grasa: 20g (Grasa Sat.: 2g)
Colesterol: 169mg
Sodio: 523mg
Carbs Totales: 27g (Fibra: 5g)
Proteína: 31g

INSTRUCCIONES:

1. Caliente 1 cucharadita de aceite en un wok grande de acero al carbono de fondo plano o una sartén grande y pesada a fuego alto. Agregue los huevos y cocine, sin revolver, hasta que esté completamente cocido por un lado, aproximadamente 30 segundos. Voltee y cocine hasta que esté completamente cocido, unos 15 segundos. Transfiera a una tabla de cortar y corte en trozos de ½ pulgada.

2. Agregue 1 cucharada de aceite a la sartén junto con cebolletas, jengibre y ajo; cocine, revolviendo, hasta que las cebolletas se hayan ablandado, aproximadamente 30 segundos. Agregue el pollo y cocine, revolviendo, durante 1 minuto. Agregue pimiento, zanahoria y guisantes; cocine, revolviendo, hasta que estén tiernos, de 2 a 4 minutos. Transfiere todo a un plato grande.

3. Agregue la 1 cucharada de aceite restante a la sartén; agregue la quinoa y revuelva hasta que esté caliente, de 1 a 2 minutos. Mientras revuelve, tire de la quinoa de abajo hacia arriba para que se cubra con aceite y se cocine de manera uniforme.

4. Regrese el pollo, las verduras y los huevos a la sartén. Agregue tamari (o salsa de soja) y revuelva hasta que esté bien combinado. Servir rociado con aceite de sésamo (si se usa).

COMPLETA EL PLATO:
Agregue Ensalada de Col Rizada (Pág. 151)

PECHUGAS DE POLLO GLASEADA CON ARCE

PORCIONES
2

PREPARACIÓN
20 MINS

LISTO EN
2 H 20 MINS

PLATO
PROTEÍNA

Aquí hay un plato principal fácil que seguramente lo preparará en su propia búsqueda del mejor jarabe. Comience a marinar las pechugas de pollo un sábado por la tarde para una comida rápida más tarde en el día.

INGREDIENTES:

- **2** Cdas. de jarabe de arce puro.
- **1** Cda. de salsa de soja reducida en sodio.
- **2** Cdtas. de jugo de limón.
- **1** Diente de ajo, picado.
- **1** Cdta. de jengibre fresco picado.
- **¼** Cucharadita de pimienta recién molida.
- **2** Pechugas de pollo deshuesadas y sin piel (aproximadamente 8 onzas), recortadas y retiradas.

POR PORCIÓN: (1 porción)

Calorías: 197
Grasa: 3g (**Grasa Sat.:** 1g)
Colesterol: 83mg
Sodio: 321mg
Carbs Totales: 15g (**Fibra:** 0g)
Proteína: 26g

INSTRUCCIONES:

1. Batir el jarabe, la salsa de soja, el jugo de limón, el ajo, el jengibre y la pimienta en un plato pequeño y poco profundo. Agregue el pollo y gire para cubrir con la marinada; cubra y refrigere por 2 horas, volteando una vez.

2. Cubra una asadera interior con aceite en aerosol y caliente a fuego medio. Retire el pollo de la marinada (reservando la marinada) y cocine hasta que un termómetro de lectura instantánea insertado en la parte más gruesa de la pechuga registre 165 ° F, de 3 a 5 minutos por lado.

3. Mientras tanto, vierta la marinada reservada en una cacerola pequeña y cocine a fuego lento a fuego medio. Cocine hasta que se reduzca a la mitad, aproximadamente 4 minutos. Libere el pollo con la salsa reducida y sirva.

COMPLETA EL PLATO:

Agregue Puré de papas rústico con ajo (Pág. 133) y Ensalada de Tomates y Espárragos (Pág. 154)

POLLO ESTILO INDIO CON ESPÁRRAGOS

PORCIONES
4

PREPARACIÓN
40 MINS

LISTO EN
40 MINS

PLATO
PROTEÍNA

Este sofrito de pollo y espárragos está sazonado con comino aromático e hinojo; Las semillas se tuestan en una sartén antes de molerlas para obtener el mayor sabor.

INGREDIENTES:

- **1** Cdta. de semillas de comino.
- **1** Cdta. de semillas de hinojo.
- **1** Libra los filetes de pollo, cortados en trozos pequeños.
- **¾** Cdta. de sal, dividida.
- **2** Cdas. de aceite de canola
- **1** Cebolla mediana picada.
- **3** Dientes de ajo picados.
- **1** Chile fresco pequeño, sin semillas y picado.
- **1** Cucharada de jengibre fresco picado.
- **1½** Manojos de espárragos (aprox. 1 1/2 libras), extremos de madera recortados, cortados en trozos de 1 pulgada.
- **½** Taza de leche de coco "lite".
- **½** Taza de cilantro fresco picado.

POR PORCIÓN: (1 taza)

Calorías: 249
Grasa: 12g (Grasa Sat.: 3g)
Colesterol: 63mg
Sodio: 514mg
Carbs Totales: 9g (Fibra: 3g)
Proteína: 26g

INSTRUCCIONES:

1. Tostar el comino y las semillas de hinojo en una sartén pequeña y seca a fuego medio hasta que estén fragantes y comiencen a dorarse, aproximadamente 2 minutos. Muela finamente en un molinillo de especias (como un molinillo de café limpio) o con un mortero y una maja.

2. Mezcle el pollo con 1½ cucharaditas de la mezcla de especias y ¼ de cucharadita de sal en un tazón. Calienta 1 cucharada de aceite en una sartén antiadherente grande a fuego medio-alto. Agregue el pollo y cocine, revolviendo con frecuencia, hasta que se dore, de 3 a 4 minutos. Retirar a un plato.

3. Reduzca el fuego a medio y agregue la 1 cucharada restante de aceite, cebolla, ajo, chile y jengibre; cocine, revolviendo, hasta que se ablanden, de 2 a 3 minutos. Agregue los espárragos, espolvoree con la mezcla de especias restante y cocine, revolviendo, durante 2 minutos. Agregue la leche de coco y la ½ cucharadita de sal restante y cocine a fuego lento durante 2 minutos más. Regrese el pollo y el jugo acumulado a la sartén y cocine hasta que el pollo esté bien cocido y los espárragos estén tiernos y crujientes, aproximadamente 2 minutos más. Servir espolvoreado con cilantro.

COMPLETA EL PLATO:

Agregue Quinoa Básica (Pág. 127) y Ensalada de Aguacate y Tomate (Pág. 153)

POLLO AL AJILLO CON PATATAS

PORCIONES
4

PREPARACIÓN
5 MINS

LISTO EN
40 MINS

PLATO
PROTEÍNA

Receta de pollo al ajillo es simple como se puede leer, sabrosa y maravillosa para hacer. No me malinterpreten, pero como dije, todo lo que está hecho con pollo es perfecto para mí.

INGREDIENTES:

2 Libras pequeñas papas de piel roja, en cuartos.

3 Cdas. de aceite oliva extra virgen.

½ Cdta. de semillas de comino Sal kosher y pimienta recién molida.

4 Dientes de ajo, picados.

2 Cdas. de azúcar morena light.

1 Limón (1/2 jugo, 1/2 cortado en gajos). Una pizca de hojuelas de pimiento rojo.

4 Pechugas de pollo deshuesadas y sin piel (1 1/2 a 1 3/4 libras).

2 Cdas. de cilantro o perejil fresco picado.

POR PORCIÓN: (1 porción)

Calorías: 197
Grasa: 3g (Grasa Sat.: 1g)
Colesterol: 83mg
Sodio: 321mg
Carbs Totales: 15g (Fibra: 0g)
Proteína: 26g

INSTRUCCIONES:

1. Coloque una rejilla en el tercio inferior del horno y precaliente a 425 grados F. Mezcle las papas con 1 cucharada de aceite de oliva, las semillas de comino, 3/4 cucharadita de sal y pimienta al gusto. Extender en una fuente para horno grande y asar hasta que las papas comiencen a dorarse, de 25 a 30 minutos.

2. Mientras tanto, caliente las 2 cucharadas restantes de aceite de oliva en una sartén pequeña a fuego medio. Agregue el ajo y cocine, revolviendo con frecuencia, hasta que esté ligeramente dorado, aproximadamente 2 minutos. Retire del fuego y agregue el azúcar morena, el jugo de limón y los copos de pimiento rojo. Retire la fuente para hornear del horno, empuje las papas hacia los lados y coloque las pechugas de pollo en el medio. Sazone el pollo con sal y rocíe con la mezcla de ajo. Regrese al horno y hornee hasta que el pollo esté bien cocido y las papas estén tiernas, aproximadamente 20 minutos.

3. Retirar del horno; transfiera el pollo a una tabla de cortar y corte. Agregue el cilantro a la fuente para hornear y mezcle con las papas. Sirve el pollo con las papas y las rodajas de limón. Rocíe con los jugos de la sartén.

COMPLETA EL PLATO:

Agregue Ensalada de Espinacas (Pág. 140) y si desea de 1-2 porciones de frutas o vegetales de la lista de alimentos.

POLLO AL HORNO CON CEBOLLAS Y PUERRO

PORCIONES
6

PREPARACIÓN
35 MINS

LISTO EN
1 H 20 MINS

PLATO
PROTEÍNA

Hornear trozos de pollo es una de las formas más fáciles de poner una comida en la mesa para su familia. Este pollo glaseado con mostaza se asa sobre una cama de rodajas de cebolla, puerros y ajo que puedes servir junto a él.

INGREDIENTES:

- **2** Tazas de cebolla en rodajas finas.
- **1** Taza de puerro en rodajas finas y lavadas, solo parte blanca y verde claro.
- **4** Dientes de ajo, en rodajas finas.
- **3** Cdas. de aceite de oliva extran virgen, dividido.
- **2** Cdtas. de hojas frescas de tomillo.
- **¼** Cdta. de sal.
- **3** Libras de piezas de pollo con hueso (muslos, muslos y / o pechugas), sin piel, recortadas.
- **¼** Taza de mostaza Dijon.
- **2** Cdtas. de chalota picada.
- **1½** Cdtas. de romero fresco picado.
- **1** Cdta. de salsa de soja reducida en sodio.
- **¾** Cdta. de pimienta recién molida.

INSTRUCCIONES:

1. Precaliente el horno a 400F.

2. Mezcle la cebolla, el puerro, el ajo, 2 cucharadas de aceite, el tomillo y la sal en un tazón grande hasta que las verduras estén bien cubiertas. Extienda la mezcla en una fuente para hornear no reactiva de 9 por 13 pulgadas (consulte la Sugerencia). Coloca los trozos de pollo sobre las verduras. Hornee por 10 minutos.

3. Batir la mostaza, la chalota, el romero, la salsa de soja y la pimienta en un tazón pequeño; mezcle gradualmente la 1 cucharada de aceite restante.

4. Después de 10 minutos, cepille el pollo con el glaseado de mostaza. Continúe horneando hasta que un termómetro de lectura instantánea insertado en la parte más gruesa de una pierna (sin tocar el hueso) registre 165 ° F, 30 a 45 minutos más. Sirve el pollo con las verduras.

POR PORCIÓN: (1 porción)

Calorías: 248
Grasa: 12g (Grasa Sat.: 2g)
Colesterol: 97mg

Sodio: 342mg
Carbs Totales: 8g (Fibra: 1g)
Proteína: 26g

ENSALADA DE PAVO AHUMADO Y FARRO

PORCIONES
5

PREPARACIÓN
30 MINS

LISTO EN
30 MINS

PLATO
PLATO COMPLETO

Esta receta de ensalada de farro integral está salpicada de pavo magro, abundante pimiento crujiente, apio, queso ahumado y aguacate, una receta de ensalada de verano perfecta para servir en una calurosa noche de verano. Busque farro, un grano integral rico en fibra de cocción rápida, en la sección a granel o cerca de otros granos en las tiendas de alimentos naturales.

INGREDIENTES:

- **1** Taza de farro.
- **¼** Taza de aceite oliva extra virgen.
- **3** Cdas. de vinagre de vino tinto.
- **3** Cdas. de chalotas finamente picadas.
- **¼** Cdta. de pimienta recién molida.
- **16** Oz. de pavo ahumado, rebanados (3/4 de pulgada de grosor), sin piel, cortada en cubos de 1/2 pulgada.)
- **½** Taza de queso ahumado cortado en cubitos, como cheddar o gouda.
- **1** Taza de pimiento amarillo picado.
- **1** Tallo grande de apio picado.
- **1** Aguacate maduro, cortado en cubitos.
- **¾** Taza de rodajas de tomate suaves, secados al sol.

INSTRUCCIONES:

1. Coloque el farro en una cacerola mediana, agregue suficiente agua para cubrir por 2 pulgadas y hierva. Revuelva, reduzca el fuego a fuego lento y cocine, sin tapar, hasta que el farro tenga la ternura deseada, de 15 a 25 minutos. Escurra y enjuague con agua fría. Escurrir de nuevo.

2. Mientras tanto, bate el aceite, el vinagre, las chalotas y la pimienta en un tazón grande. Agregue el farro, el pavo, el queso, el pimiento, el apio, el aguacate y los tomates secados al sol; Mezcle bien.

POR PORCIÓN: (1 1/2 tazas)

Calorías: 439
Grasa: 24g (Grasa Sat.: 5g)
Colesterol: 29mg

Sodio: 451mg
Carbs Totales: 43g (Fibra: 8g)
Proteína: 17g

PAVO CON AGUACATE Y POMELO

PORCIONES
2

PREPARACIÓN
35 MINS

LISTO EN
35 MINS

PLATO
PROTEÍNA + CARBS

Este sabor cítrico de sabor fresco avivará incluso el apetito más hastiado, y combina bien con pollo, pescado o cerdo.

INGREDIENTES:

- **1** Pomelo grande sin semillas.
- **½** Aguacate pequeño, pelado, y cortado en cubitos.
- **1** Chalota pequeña, picada.
- **1** Cda. de cilantro fresco picado.
- **1** Cdta. de vinagre de vino tinto.
- **1** Cdta. de miel.
- **1** Cda. de chile en polvo.
- **½** Cdta. de polvo de cinco especias.
- **⅛** Cdta. de sal.
- **2** Chuletas de pavo, (8 onzas).
- **1** Cda. de aceite de canola.

POR PORCIÓN: (1 porción)

Calorías: 340
Grasa: 16g (Grasa Sat.: 2g)
Colesterol: 45mg
Sodio: 366mg
Carbs Totales: 23g (Fibra: 6g)
Proteína: 31g

INSTRUCCIONES:

1. Para preparar el condimento: retire la cáscara y la médula blanca del pomelo con un cuchillo afilado y deséchela. Corta los segmentos del pomelo de la membrana circundante, dejándolos caer en un tazón pequeño. Exprima el jugo restante en el tazón y deseche la membrana. Agregue aguacate, chalota, cilantro, vinagre y miel. Mezcle bien para combinar.

2. Para preparar el pavo: combine el chile en polvo, el polvo de cinco especias y la sal en un plato. Draga el pavo en la mezcla de especias.

3. Caliente el aceite en una sartén mediana a fuego medio-alto. Agregue el pavo y cocine hasta que ya no esté rosado en el medio, aproximadamente de 2 a 3 minutos por lado. Sirve el pavo con el condimento de aguacate y pomelo.

COMPLETA EL PLATO:
Agregue Ensalada de Tomates y Espárragos (Pág. 154)

CHULETA DE PAVO AL CURRY CON ALBARICOQUES

PORCIONES
4

PREPARACIÓN
15 MINS

LISTO EN
30 MINS

PLATO
PROTEÍNA + VEG

La salsa de albaricoque con especias al curry da vida a las chuletas de pavo magras de una manera exótica y es realmente fácil.

INGREDIENTES:

- **2** Cdtas. de aceite oliva extra virgen.
- **½** Taza de cebolla finamente picada.
- **3** Dientes de ajo picados.
- **1** Cda. de jengibre fresco picado.
- **¼** Cdta. de sal, o al gusto.
- **¾** Taza de jugo de manzana o piña.
- **½** Taza de albaricoques secos, picados.
- **1** Cdta. de maicena mezclada con 1 cucharada de agua fría.
- **4** Cebolletas, en rodajas finas.
- **1** Libra las chuletas de pavo, cortadas en cuatro porciones.
- **¼** Taza de yogur natural bajo en grasa.
  Pimienta recién molida, al gusto.
- **2** Cdas. de menta fresca.
- **1-2** Cdtas. de curry en polvo.

INSTRUCCIONES:

1. Seque las chuletas de pavo con toallas de papel; Espolvorear con sal y pimienta. Caliente el aceite en una sartén antiadherente grande a fuego medio-alto. Agregue el pavo y cocine hasta que se dore por ambos lados y ya no esté rosado en el centro, de 2 a 3 minutos por lado. Transfiera a un plato y reserve.

2. Agregue la cebolla a la sartén; cocine, revolviendo, durante 1 minuto. Agregue ajo, jengibre y curry; cocine, revolviendo, hasta que esté fragante, aproximadamente 30 segundos. Agregue jugo y albaricoques; llevar a fuego lento. Cocine hasta que los albaricoques estén gruesos y el líquido se reduzca ligeramente, aproximadamente 3 minutos.

3. Agregue la mezcla de maicena a la sartén y cocine, revolviendo constantemente, hasta que espese, aproximadamente 1 minuto. Regrese el pavo y los jugos acumulados a la sartén. Cocine, girando las chuletas varias veces, hasta que estén cubiertas y calientes, de 1 a 2 minutos. Agregue cebolletas y menta (si está usando). Servir de inmediato, con una cucharada de yogurt.

POR PORCIÓN: (1 porción)

Calorías: 239
Sodio: 275mg
Grasa: 3g (Grasa Sat.: 1g) Carbs Totales: 23g (Fibra: 3g)
Colesterol: 46mg
Proteína: 30g

CHULETA DE PAVO CON GUISANTES Y CEBOLLETAS

PORCIONES
4

PREPARACIÓN
30 MINS

LISTO EN
30 MINS

PLATO
PROTEÍNA + VEG

Los guisantes y las cebolletas son presagios de la primavera, la primera señal de que el clima cálido está en camino. Con chuletas de pavo y una simple salsa de vino blanco, se combinan en este sabroso plato que pide puré de raíces o espárragos al vapor.

INGREDIENTES:

½ Taza de harina para todo uso.

½ Cdta. de sal, dividida.

¼ Cdta. de pimienta recién molida.

1 Libra las chuletas o filetes de pechuga de pavo de 1/4 de pulgada de grosor.

2 Cdas. de aceite de oliva extra virgen, dividida.

4 Oz. de hongos shiitake, sin tallo y en rodajas (aprox.1 1/2 tazas).

1 Racismo de cebolletas blancas y verdes, divididas.

1 Taza de caldo de pollo bajo en sodio.

½ Taza de vino blanco seco.

1 Taza de guisantes, frescos o congelados, descongelados.

1 Cucharadita de ralladura de limón recién rallada.

INSTRUCCIONES:

1. Batir la harina, ¼ cucharadita de sal y pimienta en un plato poco profundo. Draga cada chuleta de pavo (o filete) en la mezcla de harina. Calienta 1 cucharada de aceite en una sartén antiadherente grande a fuego medio-alto. Agregue el pavo y cocine hasta que esté ligeramente dorado, de 2 a 3 minutos por lado. Transferencia a un plato; Cubrir con papel de aluminio para mantener el calor.

2. Agregue la 1 cucharada de aceite restante a la sartén y caliente a fuego medio-alto. Agregue los champiñones y las claras de cebolla (o cebolleta) y cocine, revolviendo con frecuencia, hasta que los champiñones se doren y las claras estén ligeramente ablandadas, de 2 a 3 minutos. Agregue el caldo, el vino y la ¼ cucharadita de sal restante; cocine, revolviendo ocasionalmente, hasta que la salsa se reduzca ligeramente, de 2 a 3 minutos. Agregue los guisantes y las verduras de cebolla (o cebollín) y cocine, revolviendo, hasta que se calienten, aproximadamente 1 minuto. Agregue la ralladura de limón. Coloque el pavo en las verduras junto con los jugos acumulados del plato. Cocine, girando las chuletas una vez, hasta que se calienten, de 1 a 2 minutos.

POR PORCIÓN: (3 oz. de chuleta de pavo & 1/4 taza de guisantes)

Calorías: 313
Grasa: 8g (**Grasa Sat.:** 1g)
Colesterol: 45mg

Sodio: 571mg
Carbs Totales: 23g (Fibra: 3g)
Proteína: 33g

CHULETAS DE PAVO CON CHUTNEY DE RUIBARBO

PORCIONES
4

PREPARACIÓN
20 MINS

LISTO EN
20 MINS

PLATO
PROTEÍNA + CARBS

Pruebe el ruibarbo en esta salsa picante picante con pasas doradas y jengibre fresco, servido con pavo. También puede acompañar la salsa con pechugas de pollo sin piel, sin piel a la parrilla o chuletas de cerdo magras.

INGREDIENTES:

2 Cdtas. de aceite de canola
⅓ Taza de cebolla roja picada.
2 Tazas de ruibarbo fresco o congelado en rodajas (descongelado y escurrido, si está congelado).
⅓ Taza de pasas doradas.
⅓ Taza de azúcar morena light.
1 Cda. de vinagre de manzana.
2 Cdtas. de jengibre fresco picado o 1/4 cucharadita de jengibre molido.
¼ Cucharadita de pimienta recién molida, dividida.
4 Chuletas de pavo (aprox. 1 libra), 1/4 de pulgada de espesor.
¼ Cdta. de sal.

POR PORCIÓN: (1 porción)

Calorías: 294
Grasa: 7g (Grasa Sat.: 1g)
Colesterol: 70mg
Sodio: 206mg
Carbs Totales: 30g (Fibra: 2g)
Proteína: 29g

INSTRUCCIONES:

1. Caliente 2 cucharaditas de aceite en una cacerola pequeña a fuego medio. Agregue la cebolla y cocine, revolviendo, hasta que se ablanden, aproximadamente 3 minutos. Agregue ruibarbo, pasas, azúcar morena, vinagre, jengibre y ⅛ cucharadita de pimienta; Llevar a ebullición a fuego medio-alto y cocinar, revolviendo ocasionalmente, hasta que el ruibarbo esté suave y se descomponga, de 5 a 10 minutos más (tomará menos tiempo si se usa el ruibarbo congelado descongelado). Retirar del fuego y cubrir para mantener el calor.

2. Espolvorea el pavo por ambos lados con sal y la ½ cucharadita de pimienta restante. Calienta la 1 cucharada de aceite restante en una sartén antiadherente grande a fuego medio-alto. Agregue el pavo y cocine hasta que esté dorado por ambos lados y recién cocinado, de 2 a 3 minutos por lado. Sirve el pavo con la salsa picante.

COMPLETA EL PLATO:
Agregue Ensalada de Tomates y Espárragos (Pág. 154)

Pescado
&
Comidas del mar

SALMON AL HORNO A LAS FINAS HIERBAS

PORCIONES
8

PREPARACIÓN
10 MINS

LISTO EN
50 MINS

PLATO
PROTEÍNA

Esta receta de salmón es simple: simplemente cubra el filete con hierbas frescas, sal, pimienta y rodajas de limón y hornee por 20 minutos.

INGREDIENTES:

1 (2 libras) de filete de salmón fresco o congelado.

1 Cda. de cebollino fresco picado.

1 Cda. de tomillo fresco picado o 1 Cdta. de tomillo seco, triturado.

½ Cdta. de pimienta molida.

¼ Cdta. de sal.

1 Limón, cortado en rodajas de 1/8 de pulgada y sin semillas.

POR PORCIÓN: (3 oz.)

Calorías: 184
Grasa: 11g (Grasa Sat.: 2g)
Colesterol: 58mg
Sodio: 132mg
Carbs Totales: 2g (Fibra: 1g)
Proteína: 20g

INSTRUCCIONES:

1. Descongele el salmón si está congelado. Precaliente el horno a 400 ° F. Forre una bandeja para hornear grande con papel de aluminio. Coloque el salmón, con la piel hacia abajo, sobre una bandeja para hornear forrada con papel de aluminio. Espolvorea el salmón con cebollino, tomillo, pimienta y sal. Cubra con rodajas de limón.

2. Cubra el salmón con papel de aluminio. Hornea 20 minutos. Destape y hornee de 20 a 25 minutos más o hasta que el salmón se desmenuce fácilmente cuando se prueba con un tenedor. Servir inmediatamente.

COMPLETA EL PLATO:

Agregue Puré de papa hecho en casa (Pág. 132) y Ensalada de Espinacas (Pág. 140)

SALMON PANZANELLA

PORCIONES
4

PREPARACIÓN
30 MINS

LISTO EN
30 MINS

PLATO
PROTEÍNA + VEG

Esta ensalada de pan tradicional italiana está llena de tomates y pepinos y recibe un impulso de proteína con la adición de salmón a la parrilla.

INGREDIENTES:

- **8** Aceitunas Kalamata, sin hueso y picadas.
- **3** Cdas. de vinagre de vino tinto.
- **1** Cda. de alcaparras, enjuagadas y picadas.
- **¼** Cdta. de pimienta recién molida, dividida.
- **3** Cdas. de aceite extra virgen.
- **2** Rebanadas gruesas de pan integral de un día, cortado en cubos de 1 pulgada.
- **2** Tomates grandes, cortados en trozos de 1 pulgada.
- **1** Pepino mediano, pelado (si lo desea), sin semillas y cortado en trozos de 1 pulgada.
- **¼** Taza de cebolla roja en rodajas finas.
- **¼** Taza de albahaca fresca en rodajas finas.
- **1** Libra el salmón cortado al centro, pelado y cortado en 4 porciones.
- **½** Cdta. de sal kosher.

INSTRUCCIONES:

1. Precaliente la parrilla a fuego alto.

2. Batir las aceitunas, el vinagre, las alcaparras y ⅛ cucharadita de pimienta en un tazón grande. Batir lentamente en aceite hasta combinar. Agregue pan, tomates, pepino, cebolla y albahaca.

3. Aceite la rejilla de la parrilla. Sazone ambos lados del salmón con sal y la ⅛ cucharadita de pimienta restante. Asa el salmón hasta que esté bien cocido, de 4 a 5 minutos por lado.

4. Divida la ensalada en 4 platos y cubra cada uno con un trozo de salmón.

POR PORCIÓN: (2 tazas de ensalada & 3 oz. de salmón)

Calorías: 320
Grasa: 18g (Grasa Sat.: 3g)
Colesterol: 53mg

Sodio: 407mg
Carbs Totales: 14g (Fibra: 4g)
Proteína: 26g

COMPLETA EL PLATO:
Agregue Pure de Batata (Pág. 136)

SALMON ASADO CON SALSA

PORCIONES
6

PREPARACIÓN
10 MINS

LISTO EN
25 MINS

PLATO
PROTEÍNA

Una simple salsa fresca, picada para obtener una textura agradable en el procesador de alimentos, es todo lo que necesita para complementar el suculento salmón asado. Esta salsa es infinitamente versátil, así que pruébala con otros pescados, pechugas de pollo o encima de huevos revueltos.

INGREDIENTES:

- **2** Tomates medianos, picados.
- **1** Cebolla pequeña, picada.
- **1** Diente de ajo, pelado y cortado en cuartos.
- **1** Pimiento jalapeño fresco, sin semillas y picado.
- **2** Cdtas. de vinagre de manzana.
- **1** Cdta. de chile en polvo.
- **½** Cdta. de comino molido.
- **½** Cdta. de sal.
- **2-4** Pizca de salsa picante.
- **1½** Libras de filete de salmón, pelado y cortado en 6 porciones.

POR PORCIÓN:
(3 oz. de salmón & 2 cdas. de salsa)

Calorías: 146
Grasa: 4g (**Grasa Sat.:** 1g)
Colesterol: 53mg
Sodio: 252mg
Carbs Totales: 2g (**Fibra:** 1g)
Proteína: 23g

INSTRUCCIONES:

1. Precaliente el horno a 400 ° F.

2. Coloque los tomates, cebolla, ajo, jalapeño, vinagre, chile en polvo, comino, sal y salsa picante al gusto en un procesador de alimentos; procese hasta que estén finamente picados y uniformes

3. Coloque el salmón en una asadera grande; Cuchara la salsa encima. Ase hasta que el salmón esté escamoso por fuera pero todavía rosado por dentro, aproximadamente 15 minutos.

COMPLETA EL PLATO:
Agregue y Pilaf de Arroz Integral (Pág. 126) y Ensalada de Tomate y Esparrágos (Pág. 154)

SALMON A LA PARRILLA CON MOSTAZA Y HIERBAS

PORCIONES
4

PREPARACIÓN
15 MINS

LISTO EN
40 MINS

PLATO
PROTEÍNA

El salmón se cocina sobre una cama de limón y hierbas frescas para infundirle sabor y mantener el pescado tierno y húmedo. Nos gusta una mezcla de tomillo, estragón y orégano, pero cualquiera de sus hierbas favoritas funcionará.

INGREDIENTES:

2 Limones, en rodajas finas, más 1 limón cortado en gajos para decorar.

25 Mezcla de hierbas frescas, más 2 cucharadas picadas, divididas.

1 Diente de ajo.

¼ Cdta. de sal.

1 Cda. de Mostaza Dijon.

1 Libra de salmón cortado al centro, sin piel.

POR PORCIÓN: (1 porción)

Calorías: 138
Grasa: 4g (**Grasa Sat.:** 1g)
Colesterol: 53mg
Sodio: 250mg
Carbs Totales: 1g (**Fibra:** 0g)
Proteína: 23g

INSTRUCCIONES:

1. Precaliente la parrilla a medio-alto.

2. Coloque dos piezas de papel de aluminio resistente de 9 pulgadas una encima de la otra y colóquelas en una bandeja para hornear sin bordes. Arregle las rodajas de limón en dos capas en el centro de la lámina. Extiende ramitas de hierbas sobre los limones. Con el lado del cuchillo de un chef, machaque el ajo con sal para formar una pasta. Transfiera a un plato pequeño y agregue la mostaza y las 2 cucharadas restantes de hierbas picadas. Extienda la mezcla sobre ambos lados del salmón. Coloca el salmón sobre las ramitas de hierbas.

3. Deslice la lámina y el salmón de la bandeja para hornear sobre la parrilla sin alterar la pila de salmón y limón. Cubra la parrilla; cocine hasta que el salmón esté opaco en el centro, de 18 a 24 minutos. Usando guantes para horno, transfiere cuidadosamente papel aluminio y salmón de nuevo a la bandeja para hornear. Corte el salmón en 4 porciones y sirva con rodajas de limón (deseche las ramitas de hierbas y las rodajas de limón).

COMPLETA EL PLATO:
Agregue Papas a la Parrilla (Pág. 134) y Ensalada de Espinacas (Pág. 140)

SALMON ESCALFADO CON SALSA PICCATA CREMOSA

PORCIONES
6

PREPARACIÓN
20 MINS

LISTO EN
20 MINS

PLATO
PROTEÍNA

El salmón escalfado fácil es sofisticado con una cremosa salsa de alcaparras y limón.

INGREDIENTES:

1. Libra de filete de salmón cortado al centro, pelado y cortado en 4 porciones.
1. Taza de vino blanco seco.
2. Cdta. de aceite oliva extra virgen.
1. Chalota grande, picada.
2. Cdas. de jugo de limón.
4. Cdtas. de alcaparras, enjuagadas.
¼ Taza de crema agria baja en grasa.
¼ Cdta. de sal.
1. Cda. de eneldo fresco picado.

POR PORCIÓN: (3 oz. salmón & 1/4 taza de salsa)

Calorías: 229
Grasa: 8g (Grasa Sat.: 2g)
Colesterol: 59mg
Sodio: 286mg
Carbs Totales: 4g (Fibra: 0g)
Proteína: 23g

INSTRUCCIONES:

1. Coloque el salmón en una sartén grande. Agregue ½ taza de vino y suficiente agua para cubrir el salmón. Llevar a ebullición a fuego alto. Reduzca a fuego lento, voltee el salmón, cubra y cocine por 5 minutos. Retirar del fuego.

2. Mientras tanto, caliente el aceite en una sartén mediana a fuego medio-alto. Agregue la chalota y cocine, revolviendo, hasta que esté fragante, aproximadamente 30 segundos. Agregue la ½ taza de vino restante; hervir hasta que esté ligeramente reducido, aproximadamente 1 minuto. Agregue el jugo de limón y las alcaparras; cocina 1 minuto más. Retirar del fuego; agregue la crema agria y la sal. Para servir, cubra el salmón con la salsa y adorne con eneldo.

COMPLETA EL PLATO:
Agregue Quinoa Básica (Pág. 127) y Ensalada de Tomate y Esparrágos (Pág. 154)

SALMON DIJON CON JUDIAS VERDES

PORCIONES
4

PREPARACIÓN
30 MINS

LISTO EN
30 MINS

PLATO
PROTEÍNA + VEG

En esta receta de cena rápida, la deliciosa salsa de ajo y mostaza que cubre el salmón al horno es muy versátil. Haga un extra para usar como salsa para papas fritas o para preparar una ensalada de atún.

INGREDIENTES:

- **1¼** Libras de salmón salvaje, pelado y cortado en 4 porciones.
- **3** Cucharadas de aceite de oliva extra virgen, dividido.
- **1** Cda. de ajo picado.
- **¾** Cdta. de sal.
- **2** Cdas. de mayonesa.
- **2** Cdtas. de mostaza integral.
- **½** Cdta. de pimienta molida, dividida.
- **12** Onzas de judías pretimadas o judías verdes delgadas, cortadas en tercios.
- **1** Limón pequeño, rallado y cortado en 4 trozos.
- **2** Cucharadas de piñones.
- **1** Paquete de 8 onzas de arroz integral precocido.
- **2** Cdas. de agua.
  Perejil fresco picado para decorar.

INSTRUCCIONES:

1. Precaliente el horno a 425 ° F. Forre una bandeja para hornear con papel de aluminio o papel pergamino.

2. Cepille el salmón con 1 cucharada de aceite y colóquelo en la bandeja para hornear preparada. Muela el ajo y la sal en una pasta con el lado de un cuchillo de cocina o un tenedor. Combine 1 cucharadita de pasta de ajo en un tazón pequeño con mayonesa, mostaza y ¼ cucharadita de pimienta. Extienda la mezcla sobre el pescado.

3. Asa el salmón hasta que se desmenuce fácilmente con un tenedor en la parte más gruesa, de 6 a 8 minutos por pulgada de grosor.

4. Mientras tanto, caliente las 2 cucharadas de aceite restantes en una sartén grande a fuego medio-alto. Agregue las judías verdes, la ralladura de limón, los piñones, la pasta de ajo restante y ¼ cucharadita de pimienta; cocine, revoviendo, hasta que los frijoles estén tiernos, de 2 a 4 minutos. Reduce el fuego a medio. Agregue arroz y agua y cocine, revolviendo, hasta que esté caliente, de 2 a 3 minutos más.

5. Espolvorea el salmón con perejil, si lo deseas, y sirve con el pilaf de judías verdes y las rodajas de limón.

POR PORCIÓN: (4 oz. de pescado & 1 taza de pilaf)

Calorías: 442

Sodio: 605mg

Grasa: 25g (**Grasa Sat.:** 4g)

Carbs Totales: 22g (**Fibra:** 4g)

Colesterol: 69mg

Proteína: 32g

SALMON A LA PLANCHA GLASEADO CON MISO

PORCIONES
4

PREPARACIÓN
15 MINS

LISTO EN
25 MINS

PLATO
PROTEÍNA

El miso versátil (pasta de soja fermentada) se mantiene durante meses en el refrigerador y agrega sabor instantáneo a sopas, salsas, escabeches y aderezos para ensaladas. En general, cuanto más ligero es el miso, más suave y dulce es su sabor. El miso ligero es la clave del maravilloso sabor de este salmón.

INGREDIENTES:

- **1** Cda. de semillas de sésamo.
- **2** Cdas. de pasta de miso blanco dulce.
- **2** Cdas. de mirin, (vino japonés).
- **1** Cda. de salsa de soja reducida en sodio o tamari.
- **1** Cda. de jengibre fresco picado. Unas gotas de salsa de pimiento picante.
- **1¼** Lbs. de filete de salmón cortado al centro, cortado en 4 porciones.
- **2** Cdas. de cebolletas en rodajas finas.
- **2** Cdas. de cilantro fresco o perejil picado.

INSTRUCCIONES:

1. Coloque la rejilla del horno en el tercio superior del horno; precalentar el asador. Forre una bandeja para hornear pequeña con papel de aluminio. Cubra la lámina con aceite en aerosol.

2. Tostar las semillas de sésamo en una sartén pequeña y seca a fuego lento, revolviendo constantemente, hasta que estén fragantes, de 3 a 5 minutos. Dejar de lado.

3. Batir miso, mirin, salsa de soja (o tamari), jengibre y salsa de pimiento picante en un tazón pequeño hasta que esté suave.

4. Coloque los filetes de salmón, con la piel hacia abajo, en la sartén preparada. Cepille generosamente con la mezcla de miso. Ase el salmón, de 3 a 4 pulgadas de la fuente de calor, hasta que esté opaco en el centro, de 6 a 8 minutos.

5. Transfiera el salmón a platos calientes y adorne con las semillas de sésamo reservadas, cebolletas y cilantro (o perejil).

POR PORCIÓN: (1 porción)

Calorías: 337
Grasa: 20g (Grasa Sat.: 4g)
Colesterol: 78mg
Sodio: 425mg
Carbs Totales: 4g (Fibra: 0g)
Proteína: 30g

COMPLETA EL PLATO:

Agregue Arroz Integral (Pág. 123) y Ensalada Mixta con Vinagre Balsámico (Pág. 144)

SALMON CON TOMATE Y CHALOTAS ASADAS

PORCIONES
4

PREPARACIÓN
20 MINS

LISTO EN
50 MINS

PLATO
PROTEÍNA

Estos filetes de salmón se asan en una jugosa mezcla de tomate y chalota. Este plato produce salmón extra que puedes usar para otras entradas.

INGREDIENTES:

- **3** Libras de filete (s) de salmón fresco o congelado, sin piel si se desea.
  Aceite en aerosol antiadherente.
- **4** Tazas de tomates uva.
- **½** Taza de chalotes en rodajas finas.
- **6** Dientes de ajo picados.
- **2** Cdas. de orégano fresco cortado o 1 1/2 cucharaditas de orégano seco, triturado.
- **1** Cda. de aceite de oliva.
- **½** Cdta. de sal.
- **½** Cdta. de pimienta negra molida.

POR PORCIÓN: (3 oz. salmón & 3/4 taza de mezcla de tomate)

Calorías: 292
Grasa: 16g (**Grasa Sat.:** 3g)
Colesterol: 66mg
Sodio: 273mg
Carbs Totales: 12g (**Fibra:** 2g)
Proteína: 25g

INSTRUCCIONES:

1. Descongele el pescado, si está congelado. Enjuague el salmón y séquelo con toallas de papel. Precaliente el horno a 400 ° F.

2. Cubra ligeramente una fuente para hornear de 3 cuartos con spray antiadherente para cocinar. En la fuente de horno, combine tomates, chalotas, ajo, orégano, aceite de oliva, ¼ cucharadita de sal y ¼ cucharadita de pimienta. Mezcle para cubrir.

3. Asado, descubierto, durante 15 minutos. Coloque el salmón, con la piel hacia abajo, sobre la mezcla de tomate y chalota. Espolvorea salmón con el ¼ cucharadita de sal restante y el ¼ cucharadita de pimienta restante. Ase, sin tapar, durante 15 a 18 minutos o hasta que el salmón se desmenuce fácilmente cuando se prueba con un tenedor. Use dos volteadores de panqueques grandes para transferir el salmón a una tabla de cortar.

4. Reserve dos tercios del salmón cocido para otra comida.

5. Si lo desea, use los volteadores para levantar la carne de salmón de la piel y colocarla en un plato grande; desechar la piel. Sirve el salmón restante con la mezcla de tomate y chalota.

COMPLETA EL PLATO:

Agregue Ensalada de Brócoli con Limón y Jengibre (Pág. 150) y Arroz Integral (Pág. 123)

PESCADO AL HORNO CON QUESO PARMESANO

PORCIONES
4

PREPARACIÓN
15 MINS

LISTO EN
25 MINS

PLATO
PROTEÍNA

Esta cena de pescado de cinco ingredientes es rápida de preparar y deliciosa para comer. Una salsa cremosa de queso agrega un poco de decadencia a la comida baja en calorías.

INGREDIENTES:

4 Onzas de salmón fresco o congelado sin piel u otros filetes de pescado firmes, de aproximadamente 1 pulgada de grosor.

¼ Taza de mayonesa light o aderezo para ensaladas.

2 Cucharadas de queso parmesano rallado.

1 Cucharada cortada cebolletas frescas o rodajas de cebolla verde.

1 Cucharadita de salsa Worcestershire para pollo.

POR PORCIÓN: (1 oz. salmón)

Calorías: 169
Grasa: 10g (Grasa Sat.: 2g)
Colesterol: 23mg
Sodio: 247mg
Carbs Totales: 1g (Fibra: 0g)
Proteína: 18g

INSTRUCCIONES:

1. Descongele el pescado, si está congelado. Precaliente el horno a 450 ° F. Enjuague el pescado; séquelo con toallas de papel. Dejar de lado.

2. En un tazón pequeño, mezcle la mayonesa, el queso parmesano, el cebollino y la salsa Worcestershire. Esparce la mezcla de mayonesa sobre el pescado. Coloque en una fuente para hornear cuadrada o rectangular engrasada de 2 cuartos.

3. Hornee durante 8 a 12 minutos o hasta que el pescado se desmenuce fácilmente con un tenedor.

COMPLETA EL PLATO:
Agregue Pilaf de Arroz Salvaje (Pág. 125)
y Ensalada Verde Simple con Citronela (Pág. 152)

SALMON ASADO Y ENSALADA DE CALABAZA

PORCIONES
4

PREPARACIÓN
30 MINS

LISTO EN
35 MINS

PLATO
PLATO COMPLETO

La dulzura natural de la calabaza se amplifica con un aderezo enriquecido con jarabe de arce en esta abundante ensalada de salmón. Sirva con pan de ajo crujiente y una copa de vino Beaujolais.

INGREDIENTES:

- **1** Paquete de 16 onzas de calabaza pelada cortada en cubitos.
- **5** Cucharadas de aceite de oliva extra virgen, dividido.
- **1** Cdta. de sal, dividida.
- **¾** Cdta. de pimienta molida, dividida.
- **1¼** Libras de filete de salmón, pelado y cortado en 4 porciones.
- **5** Cdas. de vinagre de manzana.
- **1** Cda. de jarabe de arce.
- **1** Cdta. de mostaza integral.
- **1** Paquete de 5 onzas de rúcula.
- **3** Tazas de repollo rojo picado.

POR PORCIÓN: (4 oz. salmón & 2 tazas de ensalada)

Calorías: 422
Grasa: 23g (**Grasa Sat.:** 4g)
Colesterol: 66mg
Sodio: 706mg
Carbs Totales: 22g (**Fibra:** 4g)
Proteína: 31g

INSTRUCCIONES:

1. Precaliente el horno a 425 ° F.

2. Mezcle la calabaza con 1 cucharada de aceite y ¼ de cucharadita de sal y pimienta. Extienda sobre una bandeja para hornear con borde grande. Asado, revolviendo una vez, durante 15 minutos.

3. Empuje la calabaza a un lado de la sartén y cubra el lado vacío con papel de aluminio. Coloque el salmón en el papel aluminio y espolvoree con ¼ cucharadita de sal y pimienta. Continúe asando hasta que la calabaza esté tierna y el salmón esté bien cocido, de 5 a 10 minutos más.

4. Mientras tanto, bate las 4 cucharadas de aceite restantes, ½ cucharadita de sal y ¼ de cucharadita de pimienta con vinagre, jarabe de arce y mostaza en un tazón grande. Ponga a un lado 2 cucharadas de aderezo. Agregue la rúcula, el repollo y la calabaza al tazón grande y revuelva suavemente. Servir la ensalada cubierta con el salmón y rociar con el aderezo reservado.

ENSALADA DE ATUN Y SESAMO

PORCIONES
4

PREPARACIÓN
25 MINS

LISTO EN
25 MINS

PLATO
VEG + PROTEÍNA

El aceite de sésamo tostado transforma un humilde alimento básico como el atún enlatado en una elegante cena. Nos encanta el crujiente de repollo napa en esta ensalada, pero la lechuga romana también funcionaría si tienes eso a mano.

INGREDIENTES:

- ¼ Taza de vinagre de arroz o jugo de limón.
- 3 Cdas. de aceite de canola.
- 2 Cdas. de salsa de soya, baja en sodio.
- 1 Cda. de aceite de sésamo tostado.
- 1½ Cdtas. de azúcar.
- 1½ Cdtas. de jengibre fresco picado.
- 2 Latas de 5 a 6 onzas de trozos de atún ligero en trozos de agua, escurridos.
- 1 Taza de guisantes de azúcar en rodajas o guisantes de nieve.
- 2 Cebolletas en rodajas.
- 6 Tazas de col napa en rodajas finas.
- 4 Rábanos, cortados en juliana o en rodajas.
- ¼ Taza de hojas frescas de cilantro.
- 1 Cda. de semillas de sésamo Pimienta recién molida al gusto.

INSTRUCCIONES:

1. Batir el vinagre (o jugo de limón), el aceite de canola, la salsa de soja, el aceite de sésamo, el azúcar y el jengibre en un tazón pequeño.

2. Combine 3 cucharadas de aderezo con atún, guisantes y cebolletas en un tazón mediano.

3. Divida el repollo en 4 platos. Coloque un cuarto de la mezcla de atún (aproximadamente ½ taza) en el centro de cada plato y adorne con rábanos, cilantro y semillas de sésamo. Rocíe con el aderezo restante (aproximadamente 2 cucharadas por ensalada) y sazone con pimienta.

POR PORCIÓN: (1 porción)

Calorías: 214
Grasa: 16g (Grasa Sat.: 2g)
Colesterol: 15mg

Sodio: 386mg
Carbs Totales: 9g (Fibra: 2g)
Proteína: 11g

COMPLETA EL PLATO:
Agregue Puré de papa hecho en casa (Pág. 132)

ATUN A LA PLANCHA

PORCIONES
4

PREPARACIÓN
20 MINS

LISTO EN
1 H 35 MINS

PLATO
PROTEÍNA

Esta receta de atún a la parrilla de inspiración asiática está repleta de un sabroso sabor a jengibre y lima. Coloque los restos de jengibre, sin pelar, en una bolsa para congelar.

INGREDIENTES:

- **4** De 5 a 6 onzas de filete de atún fresco o congelado.
- **2** Cdas. vinagre de arroz.
- **2** Cdas. cebolleta picada finamente.
- **½** Cdta. de cascara de lima, rallada.
- **1** Cda. jengibre fresco rallado.
- **1** Cda. raíz de jengibre fresco picado.
- **1** Cda. aceite de sésamo tostado
- **1** Cda. cilantro fresco picado.
- **2** Cdtas. de salsa de soya.
- **1** Diente de ajo, picado.
- **¼** Cdta. de sal.
- **¼** Cdta. pimienta roja molida.
- **1** Tabla de asar de cedro (aprox. 14x6 pulgadas).
- **4** Racimos de baby bok choy.
- **2** Cdta. semillas de sésamo tostadas.

POR PORCIÓN: (1 filete de atún 2 mitades de baby bok choy)

Calorías: 213
Grasa: 5g (Grasa Sat.: 1g)
Colesterol: 55mg
Sodio: 362mg
Carbs Totales: 4g (Fibra: 1g)
Proteína: 36g

INSTRUCCIONES:

1. Descongele el pescado, si está congelado. Enjuaga el pescado; séquelo con toallas de papel. Batir el vinagre de arroz, la cebolleta, la cáscara de lima, el jugo de lima, el jengibre, el aceite de sésamo, el cilantro, la salsa de soja, el ajo, la sal y el pimiento rojo picado en un plato poco profundo. Reserve ¼ de taza de la marinada; dejar de lado. Agregue los filetes de atún al plato, girándolos para cubrirlos. Cubra y marine en el refrigerador por 1 hora, volteando los filetes una vez. Mientras tanto, remoje la tabla de cedro en agua durante al menos 30 minutos.

2. Drene y deseche la marinada del pescado. Retire la tabla de cedro del agua. Cortar los racimos de bok choy en mitades a lo largo; dejar de lado.

3. Para una parrilla de carbón, coloque la tabla de cedro en la rejilla de la parrilla directamente sobre brasas a fuego medio. Cubra y ase durante 3 minutos o hasta que comience a crujir y a humear. Voltee la tabla. Coloque los filetes de atún en la tabla. Cubre y asa la tabla durante 12 a 15 minutos o hasta que el atún comience a desmoronarse cuando se pruebe con un tenedor (el pescado estará ligeramente rosado en el centro). No voltee el atún. Asa el bok choy en la parrilla directamente sobre las brasas durante 2 a 3 minutos o hasta que se marchite, volteándolo una vez. (Para una parrilla de gas, precaliente la parrilla. Reduzca el fuego a medio-caliente. Coloque la plancha sobre la rejilla sobre el calor. Cubra y ase a la parrilla según las instrucciones.) Rocíe el bok choy con la mezcla de adobo reservada. Espolvorea el bok choy y el atún con semillas de sésamo.

TILAPIA DE CINCO ESPECIAS PARA DOS

PORCIONES
2

PREPARACIÓN
15 MINS

LISTO EN
15 MINS

PLATO
PROTEÍNA

El polvo chino de cinco especias, la salsa de soja y el azúcar morena hacen un esmalte rápido para la tilapia en esta receta fácil para dos.

INGREDIENTES:

- **8** Oz. de filete de tilapia.
- **½** Cdta. de polvo chino de cinco especias.
- **2** Cdas. de salsa de soya, baja en sodio.
- **1** Cda. más 1 1/2 cdtas. azúcar morena claro
- **1½** Cdtas. de aceite de canola.
- **2** Cebolletas, en rodajas finas.

POR PORCIÓN: (1 porción)

Calorías: 181
Grasa: 6g (**Grasa Sat.:** 6g)
Colesterol: 57mg
Sodio: 597mg
Carbs Totales: 10g (**Fibra:** 1g)
Proteína: 24g

INSTRUCCIONES:

1. Espolvorea ambos lados de los filetes de tilapia con polvo de cinco especias. Combine la salsa de soya y el azúcar morena en un tazón pequeño.

2. Caliente el aceite en una sartén antiadherente mediana o grande a fuego medio-alto. Agregue la tilapia y cocine hasta que los bordes exteriores estén opacos, aproximadamente 2 minutos. Reduce el fuego a medio, voltea el pescado, revuelve la mezcla de soya y vierte en la sartén. Lleve a ebullición la salsa y cocine hasta que el pescado esté bien cocido y la salsa se haya espesado ligeramente, unos 2 minutos más. Agregue las cebolletas y retire del fuego. Sirve el pescado rociado con la salsa de pan.

> **COMPLETA EL PLATO:**
> Agregue Ensalada de Espinacas (Pág. 140) y Arroz Integral (Pág. 123)

TILAPIA AL HORNO CON SALSA DE CURRY

PORCIONES
4

PREPARACIÓN
20 MINS

LISTO EN
30 MINS

PLATO
PROTEÍNA

Esta saludable receta de curry de pescado y verduras está hecha con pasta de curry amarilla, pero cualquier pasta de curry tailandesa, roja o verde, funcionará.

INGREDIENTES:

1 Cda. de aceite de canola.

2 pimientos rojos medianos a grandes, cortados por la mitad y en rodajas.

1 chalota mediana, finamente picada.

2 Cdas. de pasta de curry amarillo tailandés

1 Lata de 14-oz. "lite" de leche de coco.

1 Cda. de jugo de limón.

1 Cdta. de azúcar morena.

1¼ Lbs. de filete de tilapia.

¼ Cdta. de sal.

¼ Cdta. de pimienta recién molida.

¼ Taza de cilantro fresco picado.

POR PORCIÓN:
(4 oz. de pescado & 1/2 taza de salsa)

Calorías: 262
Grasa: 13g (**Grasa Sat.:** 6g)
Colesterol: 57mg
Sodio: 518mg
Carbs Totales: 11g (**Fibra:** 2g)
Proteína: 25g

INSTRUCCIONES:

1. Precaliente el horno a 425 ° F. Cubra una fuente para hornear de 9 por 13 pulgadas con aceite en aerosol.

2. Caliente el aceite en una sartén antiadherente grande a fuego medio-alto. Agregue los pimientos y la chalota y cocine, revolviendo, hasta que los pimientos se ablanden, de 3 a 5 minutos. Agregue la pasta de curry y cocine, revolviendo, durante 1 minuto. Agregue la leche de coco, el jugo de lima y el azúcar morena y hierva. Reduzca el fuego y cocine a fuego lento durante 2 minutos para mezclar sabores.

3. Coloque la tilapia en la fuente para hornear preparada y espolvoree con sal y pimienta. Vierte la salsa de curry sobre el pescado.

4. Hornee hasta que el pescado esté opaco en el medio, aproximadamente 15 minutos. Espolvorea con cilantro.

COMPLETA EL PLATO:
Agregue y Pilaf de Arroz Integral (Pág. 126) y Ensalada Verde Simple con Citronela (Pág. 152)

TILAPIA Y VEGETALES DE VERANO

PORCIONES
4

PREPARACIÓN
35 MINS

LISTO EN
35 MINS

PLATO
PROTEÍNA + VEG

Envolver verduras y pescado en un paquete de aluminio para asar a la parrilla u hornear es una forma infalible de obtener resultados húmedos y tiernos.

INGREDIENTES:

- **1** Taza de cereza en cuartos o tomates uva.
- **1** Taza de calabaza de verano en cubitos.
- **1** Taza de cebolla roja en rodajas
- **12** Judías verdes, cortadas en trozos de 1 pulgada.
- **¼** Taza de aceitunas negras sin hueso y picadas en trozos grandes
- **2** Cdas. de jugo de limón.
- **1** Cda. orégano fresco picado.
- **1** Cdta. de aceite de oliva extra virgen.
- **1** Cdta. alcaparras, enjuagadas.
- **½** Cdtas. de sal, dividida.
- **½** Cdta. pimienta recién molida, dividida.
- **1** Libra de filetes de tilapia, cortados en 4 porciones iguales.

POR PORCIÓN: (1 porción)

Calorías: 180
Grasa: 7g (**Grasa Sat.:** 1g)
Colesterol: 57mg
Sodio: 423mg
Carbs Totales: 7g (**Fibra:** 2g)
Proteína: 24g

INSTRUCCIONES:

1. Precaliente la parrilla a fuego medio.

2. Combine los tomates, la calabaza, la cebolla, las judías verdes, las aceitunas, el jugo de limón, el orégano, el aceite, las alcaparras, ¼ cucharadita de sal y ¼ cucharadita de pimienta en un tazón grande.

3. Para hacer un paquete, coloque dos hojas de papel de aluminio de 20 pulgadas una encima de la otra (las capas dobles ayudarán a proteger el contenido de que se queme); cubra generosamente la pieza superior con aceite en aerosol. Coloque una porción de tilapia en el centro de la lámina. Espolvorea con un poco de la ¼ cucharadita restante de sal y pimienta, luego cubre con aproximadamente ¾ taza de la mezcla de vegetales.

4. Reúna los extremos cortos de la lámina, dejando suficiente espacio en el paquete para que el vapor se junte y cocine la comida. Dobla la lámina y pellizca para sellar. Apriete las costuras a lo largo de los lados. Asegúrese de que todas las costuras estén bien selladas para evitar que el vapor se escape. Repita con más papel de aluminio, aceite en aerosol y el resto del pescado, sal, pimienta y verduras.

5. Asa los paquetes hasta que el pescado esté bien cocido y las verduras estén tiernas, aproximadamente 5 minutos. Para servir, abra cuidadosamente ambos extremos de los paquetes y permita que escape el vapor. Usa una espátula para deslizar el contenido sobre los platos.

6. Variación del horno: Precaliente el horno a 425 ° F. Coloque las judías verdes en un recipiente para microondas con 1 cucharada de agua. Cubra y cocine en el microondas a temperatura alta hasta que los frijoles comiencen a cocinarse, aproximadamente 30 segundos. Escurra y agregue a las otras verduras (Paso 2). Ensamblar paquetes (Pasos 3-4). Hornee los paquetes directamente sobre una rejilla del horno hasta que la tilapia esté bien cocida y las verduras estén tiernas, aproximadamente 20 minutos.

BACALAO Y JUDIAS VERDES CON PESTO

PORCIONES
4

PREPARACIÓN
20 MINS

LISTO EN
20 MINS

PLATO
PROTEÍNA + VEG

Con una sola sartén, esta receta fácil de pescado, cocina el bacalao justo encima de las judías verdes frescas y usa la misma sartén para hacer una salsa sabrosa. El resultado es un pescado perfectamente escamoso, verduras tiernas y crujientes.

INGREDIENTES:

- **1** Cda. de aceite extra virgen
- **1** Libra de judías verdes y / o amarillas de cera, cortadas.
- **¾** Taza de chalota en rodajas finas.
- **1¼** Libras de bacalao, cortadas en 4 porciones.
- **¼** Cdta. de sal.
- **¼** Cdta. de pimienta recién molida.
- **1½** Tazas de caldo de pollo bajo en sodio.
- **¼** Taza de pesto preparado. Rodajas de limón para servir.

POR PORCIÓN: (4 oz. bacalao, 1 1/4 tazas judías & 2 cdas. de salsa)

Calorías: 264
Grasa: 12g (Grasa Sat.: 3g)
Colesterol: 61mg
Sodio: 371mg
Carbs Totales: 15g (Fibra: 4g)
Proteína: 26g

INSTRUCCIONES:

1. Caliente el aceite en una sartén grande a fuego medio-alto. Agregue los frijoles y la chalota y cocine, revolviendo ocasionalmente, hasta que la chalota comience a suavizarse, de 1 a 2 minutos.

2. Espolvorea ambos lados del bacalao con sal y pimienta. Extienda los frijoles en una capa plana en la sartén y coloque suavemente el bacalao en la parte superior. Aumente el fuego a alto, agregue el caldo, cubra y cocine hasta que el pescado esté bien cocido, de 4 a 6 minutos.

3. Con una cuchara ranurada, transfiera el bacalao y los frijoles a un plato grande o divídalos entre 4 platos; cubrir para mantener el calor. Cocine el caldo a fuego alto, sin tapar, hasta que se reduzca a aproximadamente ½ taza, aproximadamente 5 minutos. Retire del fuego y agregue el pesto. Vierta la salsa sobre el pescado y los frijoles y sirva con rodajas de limón, si lo desea.

COMPLETA EL PLATO:
Agregue Patatas Asadas de Piel Roja (Pág. 131)

BACALAO CON SALSA DE LIMON Y ESPINACA

PORCIONES
4

PREPARACIÓN
25 MINS

LISTO EN
25 MINS

PLATO
PROTEÍNA

Una salsa de espinacas con cítricos revitaliza el delicado bacalao en esta saludable receta de pescado. Si puede encontrar limones Meyer, use su jugo más dulce en lugar de los jugos regulares de limón y naranja.

INGREDIENTES:

1 Paq. de 5 oz. de espinaca baby.
3 Cdtas. de agua.
½ Taza de ramitas de perejil fresco ligeramente empaquetadas.
4 Cdtas. de jugo de limón.
4 Cdtas. de jugo de naranja.
1 Diente de ajo, en cuartos.
½ Cdta. de sal, dividida.
½ Cdta. de pimienta molida, dividida.
1¼ Cdtas. de pimienta roja molida.
¼ Libras de bacalao, cortadas en 4 porciones.
1 Cda. de aceite de semilla de uva o aceite de canola.
¼ Taza de almendras tostadas en rodajas.

POR PORCIÓN:
(4 oz. de pescado & 2 cdas. de salsa)

Calorías: 163
Grasa: 7g (**Grasa Sat.:** 1g)
Colesterol: 56mg
Sodio: 393mg
Carbs Totales: 4g (**Fibra:** 2g)
Proteína: 21g

INSTRUCCIONES:

1. Coloque las espinacas y el agua en un recipiente apto para microondas. Cubra con una envoltura de plástico y haga algunos agujeros. Microondas a temperatura alta hasta que se marchite, unos 2 minutos.

2. Haga puré las espinacas marchitas (y el agua restante), el perejil, el jugo de limón, el jugo de naranja, el ajo, ¼ de cucharadita de sal y pimienta y el pimiento rojo picado en una licuadora hasta que quede suave. Dejar de lado.

3. Espolvorea el bacalao con el ¼ de cucharadita restante de cada sal y pimienta.

4. Caliente el aceite en una sartén antiadherente grande a fuego medio-alto. Cocine el bacalao, volteándolo una vez, hasta que esté dorado y recién cocido, de 5 a 7 minutos en total. Transfiera a un plato; tienda con papel de aluminio para mantener el calor.

5. Vierta la salsa reservada en la sartén y cocine, revolviendo ocasionalmente, hasta que espese un poco, aproximadamente 1 minuto. Sirve el pescado encima de la salsa, espolvoreado con almendras.

COMPLETA EL PLATO:

Agregue Puré de papa hecho en casa (Pág. 132) y Ensalada de Espinacas (Pág. 140)

CAZUELA DE BACALAO AL HORNO

PORCIONES
4

PREPARACIÓN
20 MINS

LISTO EN
40 MINS

PLATO
PROTEÍNA + CARBS

El vino blanco seco y el queso Gruyère le dan a esta cazuela de pescado un rico sabor que oculta su virtud. Antes de hornear, cubrimos el plato con migas de pan de trigo integral sazonadas, que agregan un sabor saludable a nuez y Fibra dietética. Para la variedad, puede sustituir casi cualquier pescado blanco suave.

INGREDIENTES:

- **2** Cucharada Aceite de oliva extra virgen, dividido.
- **2** Cebollas medianas, en rodajas muy finas.
- **1** Taza de vino blanco seco.
- **1¼** Lbs. de bacalao, cortadas en 4.
- **2** Cdta. de tomillo fresco picado
- **½** Cdta. de sal Kosher.
- **½** Cdta. de pimienta negra.
- **1½** Tazas de pan de campo integral finamente picado (aprox. 2 rebanadas).
- **½** Cdta. de pimenton.
- **½** Cdta. de ajo en polvo.
- **1** Taza de queso Gruyere o Suizo, finamente picado.

POR PORCIÓN: (1 porción)

Calorías: 374
Grasa: 17g (**Grasa Sat.:** 6g)
Colesterol: 85mg
Sodio: 764mg
Carbs Totales: 15g (**Fibra:** 3g)
Proteína: 29g

INSTRUCCIONES:

1. Precaliente el horno a 400 ° F.

2. Calienta 1 cucharada de aceite en una sartén grande a prueba de horno a fuego medio-alto. Agregue las cebollas y cocine, revolviendo con frecuencia, hasta que comience a ablandarse, de 5 a 7 minutos. Agregue el vino, aumente el fuego a alto y cocine, revolviendo con frecuencia, hasta que el vino se reduzca ligeramente, de 2 a 4 minutos.

3. Coloque el bacalao sobre las cebollas y espolvoree con tomillo, sal y pimienta. Cubra la sartén bien con papel de aluminio; transfiera al horno y hornee por 12 minutos.

4. Mezcle el pan con la 1 cucharada restante de aceite, pimentón y ajo en polvo en un tazón mediano. Extienda la mezcla de pan sobre el pescado y cubra con queso. Hornee, sin cubrir, hasta que el pescado esté opaco en el centro, unos 10 minutos más.

COMPLETA EL PLATO:

Agregue Ensalada de Brócoli con Limón y Jengibre (Pág. 150)

PUERTO RICAN FISH STEW (BACALAO)

PORCIONES
4

PREPARACIÓN
25 MINS

LISTO EN
45 MINS

PLATO
PROTEÍNA

El bacalao seco salado, es el ingrediente definitorio en el guiso tradicional de pescado de Puerto Rico, pero el bacalao requiere remojo durante la noche y varios enjuagues en agua fría antes de que pueda usarse, por lo que optamos por pescado fresco en esta versión rápida.

INGREDIENTES:

- **2** Cdas. aceite de oliva extra virgen.
- **1** Cebolla mediana picada.
- **4** Dientes de ajo picados.
- **1** Libra de pescado blanco escamoso, como eglefino, tilapia o bacalao, cortado en trozos de 1 1/2 pulgada.
- **1** 1 lata de 14 Oz. de tomates cortados.
- **1** Anaheim o chile poblano, picado.
- **¼** Taza de cilantro fresco picado.
- **2** Cdas. de aceitunas verdes rellenas de pimiento.
- **1** Cda. alcaparras, enjuagadas.
- **1** Cdta. de orégano seco.
- **½** Cdta. de sal.
- **½** Taza de agua, según sea necesario.
- **1** Aguacate picado (opcional).

INSTRUCCIONES:

1. Caliente el aceite en una sartén grande de lados altos o en un horno holandés a fuego medio. Agregue la cebolla y cocine, revolviendo ocasionalmente, hasta que se ablanden, aproximadamente 2 minutos. Agregue el ajo y cocine, revolviendo, durante 1 minuto.

2. Agregue pescado, tomates y sus jugos, chile, cilantro, aceitunas, alcaparras, orégano y sal; revuelve para combinar. Agregue hasta ½ taza de agua si la mezcla parece seca. Cubra y cocine a fuego lento durante 20 minutos. Retirar del fuego. Sirva tibio o a temperatura ambiente, adornado con aguacate (si se usa).

POR PORCIÓN: (1 taza)

Calorías: 188
Grasa: 8g (Grasa Sat.: 1g)
Colesterol: 61mg

Sodio: 758mg
Carbs Totales: 8g (Fibra: 2g)
Proteína: 20g

COMPLETA EL PLATO:
Agregue Pilaf de Arroz Integral (Pág. 126)
y Ensalada Mixta con Vinagre Balsámico (Pág. 144)

HALIBUT ASADO CON REMOLACHAS A LA VINAGRETA

PORCIONES
8

PREPARACIÓN
25 MINS

LISTO EN
40 MINS

PLATO
PROTEÍNA

Aquí el delicado pescado blanco está cubierto con migas de pan crujientes y remolacha en escabeche en cubitos para un plato danés simple que combina sabores agridulces, salados y dulces.

INGREDIENTES:

2 Rebanadas de pan integral o de centeno ligeramente rancio.

4 Cdtas. de aceite de oliva extra virgen, o aceite de canola, dividido.

½ Taza de chalota finamente picada.

⅓ Taza de jugo de limón fresco.

2 Cdtas. de mantequilla.

1 Cda. de alcaparras, enjuagadas.

2 Libras de halibut del Pacífico, u otro pescado de carne firme, cortado en 8 pedazos.

¼ Cdta. de sal.

1 Frasco de 16 oz. de rodajas de remolacha en vinagre, escurridas y cortadas en cubitos.

POR PORCIÓN: (1 porción)

Calorías: 185
Grasa: 5g (**Grasa Sat.:** 1g)
Colesterol: 58mg
Sodio: 233mg
Carbs Totales: 12g (**Fibra:** 1g)
Proteína: 23g

INSTRUCCIONES:

1. Precaliente el horno a 425 ° F. Cubra una fuente para hornear de 9 por 13 pulgadas con aceite en aerosol.

2. Para hacer migas de pan, ralle el pan a través de los agujeros grandes de un rallador de caja; Coloque las migajas en un tazón pequeño y mezcle con 2 cucharaditas de aceite.

3. Calienta las 2 cucharaditas restantes de aceite en una sartén antiadherente mediana a fuego medio. Agregue la chalota y cocine, revolviendo, hasta que se ablanden, de 2 a 3 minutos. Vierta el jugo de limón y hierva, revolviendo suavemente; retirar del fuego y agregar mantequilla. Agita la sartén, dejando que la mantequilla se derrita y espese un poco la salsa. Agregue las alcaparras.

4. Espolvorea pescado con sal y colócalo en la fuente para hornear preparada. Vierte la salsa de pan sobre el pescado y espolvorea con el pan rallado.

5. Hornee el pescado hasta que esté opaco en el centro, de 15 a 18 minutos. Sirva cada porción cubierta con aproximadamente 3 cucharadas de remolacha en escabeche.

COMPLETA EL PLATO:
Agregue Puré de papas rústico con ajo (Pág. 133) y Ensalada Verde Simple con Citronela (Pág. 152)

HALIBUT CON COSTRA DE TOMILLO Y SESAMO

PORCIONES
2

PREPARACIÓN
10 MINS

LISTO EN
35 MINS

PLATO
PROTEÍNA

Un rápido asado a alta temperatura mantiene el halibut húmedo y suculento, y la sabrosa corteza de tomillo, sésamo agrega un acabado distintivo.

INGREDIENTES:

- **1** Cda. de jugo de limón.
- **1** Cda. de aceite oliva extra virgen.
- **½** Cda. de ajo picado
  Pimienta recién molida, al gusto.
- **1** Cda. de semillas de sésamo, tostadas.
- **1** Cdta. de hojas secas de tomillo.
- **⅛** Cdta. de sal Kosher.
- **8** Oz. de Halibut del pacífico, ó mahi-mahi, Cortar en 2 porciones.
  Rodajas de limón.

POR PORCIÓN: (1 porción)

Calorías: 203
Grasa: 11g (**Grasa Sat.:** 2g)
Colesterol: 56mg
Sodio: 150mg
Carbs Totales: 3g (**Fibra:** 1g)
Proteína: 22g

INSTRUCCIONES:

1. Precaliente el horno a 450 ° F. Cubra una bandeja para hornear con papel de aluminio.

2. Mezcle el jugo de limón, el aceite, el ajo y la pimienta en un plato de vidrio poco profundo. Agregue el pescado y gire para cubrir. Cubra y marine en el refrigerador por 15 minutos.

3. Mientras tanto, combine las semillas de sésamo y el tomillo en un tazón pequeño.

4. Espolvorea el pescado con sal y cúbrelo uniformemente con la mezcla de semillas de sésamo, cubriendo los lados y la parte superior. Transfiere el pescado al preparado.

5. Hornear y asar hasta que estén bien cocidos, de 10 a 14 minutos. Servir con rodajas de limón.

COMPLETA EL PLATO:
Agregue Pilaf de Arroz Integral (Pág. 126) y Ensalada de Aguacate y Tomate (Pág. 153)

Granos
&
Guarniciones

PILAF DE ARROZ Y MAIZ CON ESPECIAS

PORCIONES
8

PREPARACIÓN
10 MINS

LISTO EN
45 MINS

PLATO
CARBS

Este pilaf de arroz con toques de maíz tiene un sabor indio distintivo, gracias a la adición de semillas de comino, canela y cardamomo. Es un delicioso acompañamiento para carnes y aves a la parrilla.

INGREDIENTES:

- **2** Cdtas. de aceite oliva extra virgen.
- **¼** Taza de cebolla finamente picada.
- **1** Canela de 3 pulgadas.
- **¾** Cdta. de semillas de comino.
- **¼** Cdta. de cardamomo molido.
- **¼** Cdta. de sal.
- **1** Taza de basmati integral o arroz integral de grano largo.
- **2¾** Tazas de caldo de pollo reducido en sodio o caldo de verduras.
- **2** Cdas. semillas de calabaza sin cáscara.
- **1** Taza de granos de maíz frescos (de 2 espigas) o congelados.

POR PORCIÓN: (1/2 taza)

Calorías: 121
Grasa: 3g (Grasa Sat.: 0g)
Colesterol: 0mg
Sodio: 267mg
Carbs Totales: 21g (Fibra: 2g)
Proteína: 4g

INSTRUCCIONES:

1. Caliente el aceite en una cacerola grande a fuego medio-alto. Agregue la cebolla y cocine, revolviendo con frecuencia, hasta que se dore ligeramente, aproximadamente 3 minutos. Agregue canela, semillas de comino, cardamomo, sal y arroz; cocine, revolviendo con frecuencia, hasta que las especias estén fragantes, aproximadamente 1 minuto.

2. Agregue el caldo y hierva. Reduce el fuego a bajo; cubra y cocine a fuego lento hasta que el líquido se absorba y el arroz esté tierno, de 35 a 40 minutos.

3. Mientras tanto, tuesta las semillas de calabaza en una sartén pequeña y seca a fuego medio-bajo, revolviendo constantemente, hasta que estén fragantes, de 1 a 2 minutos. Transfiera a un tazón para enfriar.

4. Cuando el arroz esté listo, agregue el maíz, cubra y cocine hasta que esté bien caliente, aproximadamente 5 minutos. Retira la rama de canela. Mueva el pilaf con un tenedor y doble las semillas de calabaza tostadas.

COMPLETA EL PLATO:
Agregue Pollo al Ajillo (Pág. 82)
y Ensalada de Brócoli con Limón y Jengibre (Pág. 150)

ARROZ INTEGRAL

PORCIONES	PREPARACIÓN	LISTO EN	PLATO
6	5 MINS	1 H	CARBS

¡Aquí está la única receta que necesitas para hacer arroz integral perfecto cada vez! Este grano integral saludable es excelente por sí solo como guarnición, o úselo en sus recetas favoritas que requieren arroz integral cocido.

INGREDIENTES:

2½ Tazas de agua o caldo.
1 Taza de arroz integral.

POR PORCIÓN: (1/2 taza)

Calorías: 113
Grasa: 1g (Grasa Sat.: 0g)
Colesterol: 0mg
Sodio: 4mg
Carbs Totales: 24g (Fibra: 1g)
Proteína: 2g

INSTRUCCIONES:

1. Combine agua (o caldo) y arroz en una cacerola mediana. Llevar a hervir. Reduzca el fuego a bajo, cubra y cocine a fuego lento hasta que esté tierno y la mayor parte del líquido se haya absorbido, de 40 a 50 minutos. Dejar reposar 5 minutos, luego esponjar con un tenedor.

COMPLETA EL PLATO:

Agregue Ensalada de Brócoli con Limón y Jengibre (Pág. 150) y Salmón con Tomate y Chalotas Asadas (Pág. 107)

ARROZ TAILANDES

PORCIONES
4

PREPARACIÓN
15 MINS

LISTO EN
15 MINS

PLATO
CARBS

Esta receta rápida de pilaf de arroz obtiene un sabor brillante de INGREDIENTES de inspiración tailandesa: jugo de lima, salsa de pescado, maní y muchas hierbas frescas.

INGREDIENTES:

- ¾ Taza de agua.
- 1 Taza de arroz integral instantáneo.
- 2 Cdas. de jugo de lima.
- 2 Cdtas. de aceite de canola.
- 1½ Cdtas. de salsa de pescado.
- 1 Cdta. de azúcar
- ¼ Cdta. de pimiento rojo picado.
- 1 Taza de piña picada, fresca o enlatada.
- ½ Taza de zanahoria finamente picada.
- ½ Taza de albahaca fresca picada, cilantro y / o menta.
- 2 Cebolletas, en rodajas.
- 2 Cucharadas de maní picado sin sal.

INSTRUCCIONES:

1. Lleve el agua a ebullición en una cacerola mediana. Agregue el arroz, reduzca el fuego para mantener un fuego lento, cubra y cocine por 5 minutos. Retirar del fuego y dejar reposar hasta que el agua se haya absorbido total o principalmente, aproximadamente 5 minutos más. Drene el agua restante.

2. Mientras tanto, revuelva el jugo de lima, el aceite, la salsa de pescado, el azúcar y el pimiento rojo picado en un tazón mediano hasta que el azúcar se disuelva.

3. Agregue el arroz, la piña, la zanahoria, las hierbas y las cebolletas al aderezo. Espolvorea con maní.

COMPLETA EL PLATO:
Agregue Pollo con Mermelada (Pág. 81)
y Ensalada Mixta con Vinagre Balsámico (Pág. 144)

POR PORCIÓN: (3/4 taza)

Calorías: 175
Grasa: 6g (**Grasa Sat.:** 1g)
Colesterol: 0mg
Sodio: 196mg
Carbs Totales: 28g (Fibra: 3g)
Proteína: 4g

PILAF DE ARROZ SALVAJE

PORCIONES
5

PREPARACIÓN
10 MINS

LISTO EN
1 H

PLATO
CARBS

Este saludable pilaf de arroz combina arroz salvaje con arroz integral para una deliciosa guarnición de nueces que combina perfectamente con salmón asado, pollo o cerdo. Bonificación: el arroz salvaje rico en nutrientes tiene un mayor contenido de Proteína que muchos otros granos enteros.

INGREDIENTES:

- 2⅓ Tazas de caldo de pollo, bajo en sodio.
- ½ Taza de arroz salvaje, enjuagado.
- 2 Cebolletas (solo partes blancas), en rodajas finas.
- ¼ Cucharadita de pimienta molida.
- ⅔ Taza de arroz integral.

POR PORCIÓN: (2/3 taza)

Calorías: 174
Grasa: 1g (**Grasa Sat.:** 0g)
Colesterol: 0mg
Sodio: 265mg
Carbs Totales: 35g (**Fibra:** 3g)
Proteína: 6g

INSTRUCCIONES:

1. Combine el caldo, el arroz salvaje, las cebolletas y la pimienta en una cacerola grande; llevar a hervir. Cubra, reduzca el fuego y cocine a fuego lento durante 10 minutos.

2. Agregue el arroz integral; volver a hervir, cubra, reduzca el fuego y cocine a fuego lento hasta que el arroz esté tierno y la mayor parte del líquido se absorba, 30 a 35 minutos más. Retirar del fuego y dejar reposar, tapado, durante 5 minutos. Remueva con un tenedor y servir.

COMPLETA EL PLATO:
Agregue Pescado al Horno con Queso Parmesano (Pág. 108) y Ensalada Verde Simple con Citronela (Pág. 152)

PILAF DE ARROZ INTEGRAL

PORCIONES
4

PREPARACIÓN
10 MINS

LISTO EN
50 MINS

PLATO
CARBS

Convierta el arroz integral todos los días en un delicioso pilaf de arroz integral con la adición de grosellas y almendras en rodajas.

INGREDIENTES:

- **2** Cucharaditas de aceite de oliva virgen extra.
- **2⅔** Taza de arroz integral de grano largo.
- **1⅓** Tazas de agua.
- **¼** Taza de grosellas.
- **¼** Taza de almendras en rodajas, tostadas.

POR PORCIÓN: (2/3 taza)

Calorías: 199
Grasa: 7g (Grasa Sat.: 1g)
Colesterol: 0mg
Sodio: 8mg
Carbs Totales: 32g (Fibra: 3g)
Proteína: 4g

INSTRUCCIONES:

1. Calentar el aceite en una cacerola grande a fuego medio. Agregue el arroz y revuelva hasta que comience a dorarse, aproximadamente 3 minutos. Agregue agua y hierva. Reduzca el fuego para mantener una temperatura baja, cubra y cocine hasta que el arroz esté tierno, de 30 a 40 minutos. Retirar del fuego y dejar reposar, tapado, durante 10 minutos. Muela con un tenedor y mezcle con grosellas y almendras.

COMPLETA EL PLATO:
Agregue Pollo al Romero (Pág. 78)
y Ensalada de Tomates y Espárragos (Pág. 154)

QUINOA BASICA

PORCIONES
6

PREPARACIÓN
5 MINS

LISTO EN
30 MINS

PLATO
CARBS

¡Esta receta infalible para una quinoa perfectamente cocida es rápida y fácil! Use la quinoa cocida como un plato simple y saludable, en una ensalada o como base para un plato principal delicioso.

INGREDIENTES:

1 Taza de quinoa.
2 Tazas de agua o caldo.

POR PORCIÓN: (1/2 taza)

Calorías: 104
Grasa: 2g (Grasa Sat.: 0g)
Colesterol: 0mg
Sodio: 4mg
Carbs Totales: 18g (Fibra: 2g)
Proteína: 4g

INSTRUCCIONES:

1. Combina agua (o caldo) y quinoa en una cacerola mediana. Llevar a hervir. Reduzca el fuego a bajo, cubra y cocine a fuego lento hasta que esté tierna y la mayor parte del líquido se haya absorbido, de 15 a 20 minutos. Remueva con un tenedor.

COMPLETA EL PLATO:
Agregue Pollo Estilo Indio con Espárragos (Pág. 91) y Ensalada de Aguacate y Tomate (Pág. 153)

PILAF DE QUINOA Y CALABAZA MOSCADA

PORCIONES
8

PREPARACIÓN
25 MINS

LISTO EN
55 MINS

PLATO
CARBS

La quinoa, la calabaza moscada y las almendras se combinan para hacer este abundante plato vegetaria-no. Es perfecto para una cena familiar o para deleitar a tus amigos veganos en Acción de Gracias.

INGREDIENTES:

4 Tazas de calabaza pelada y en cubitos.

6 Dientes de ajo picados.

⅛ Cucharadita de pimiento rojo picado, o más al gusto.

5 Cucharadita de aceite de oliva, dividido.

¼ Taza de almendras en rodajas.

2 Tazas de quinoa cocida.

1 Cucharada de hojas de salvia frescas cortadas, además de hojas adicionales para decorar.

½ Cdta. de sal.

POR PORCIÓN: (1/2 taza)

Calorías: 132
Grasa: 5g (**Grasa Sat.:** 1g)
Colesterol: 0mg
Sodio: 152mg
Carbs Totales: 19g (**Fibra:** 4g)
Proteína: 4g

INSTRUCCIONES:

1. Precaliente el horno a 425 ° F. En un tazón grande, combine la calabaza moscada, el ajo y el pimiento rojo picado. Rocíe con 2 cucharaditas de aceite de oliva. Revuelva hasta que la calabaza esté uniformemente cubierta.Coloquelo en una fuente para hornear de 15x10x1 pulgadas. Ase por 30 minutos en el horno precalentado, revolviendo una vez y agregando las almendras en rodajas durante los últimos 4 a 5 minutos de tostado.

2. En un tazón grande, mezcle las 3 cucharaditas restantes de aceite de oliva con quinoa, hojas de salvia cortadas y sal. Agregue la calabaza asada y las almendras. Si lo desea, adorne con hojas de salvia.

COMPLETA EL PLATO:
Agregue Salmón Asado con Salsa (Pág. 102)
y Ensalada Verde Simple con Citronela (Pág. 152)

QUINOA GARDEN FRESH

PORCIONES
2

PREPARACIÓN
30 MINS

LISTO EN
30 MINS

PLATO
CARBS

La quinoa es un grano integral y contiene los nueve aminoácidos esenciales, por lo que es una proteína completa. ¡Con su alto contenido de Fibra y antioxidante, es fácil ver por qué todos hablan de quinoa en estos días! Pruébalo con verduras de la huerta en este plato delicioso, rápido y fácil.

INGREDIENTES:

¼ Taza de quinoa, enjuagada y bien escurrida.
1 Diente de ajo, picado.
1 Cdta. de aceite de oliva.
¾ Taza de caldo de pollo, bajo en sodio.
⅓ Taza de pepino sin semillas picado.
1 Cebolla verde grande, en rodajas finas, o 3 cucharadas de cebollino fresco cortado.
2 Cucharadas de albahaca fresca, cortada.
Albahaca fresca (opcional)

INSTRUCCIONES:

1. En una cacerola antiadherente pequeña, cocine la quinoa y el ajo en aceite caliente a fuego medio durante 3 minutos, revolviendo con frecuencia.

2. Agrega el caldo. Llevar a ebullición; reducir el calor Cubra y cocine a fuego lento durante 15 a 20 minutos o hasta que el líquido se absorba y la quinoa esté tierna. Retírelo del calor. Agregue el pepino, la cebolla verde y la albahaca cortada. Si lo desea, decore con albahaca adicional.

COMPLETA EL PLATO:
Agregue Tilapia y Vegetales de Verano (Pág. 114)

POR PORCIÓN: (2/3 taza)

Calorías: 112
Grasa: 4g (**Grasa Sat.:** 0g)
Colesterol: 0mg
Sodio: 217mg
Carbs Totales: 16g (**Fibra:** 2g)
Proteína: 5g

PILAF DE LENTEJAS, QUINOA Y SEMILLAS DE LINO

PORCIONES
5

PREPARACIÓN
15 MINS

LISTO EN
50 MINS

PLATO
CARBS

Busque lentejas rojas y quinoa en un gran supermercado o en una tienda que tenga una amplia selección de legumbres y granos. Combinarlos con semillas de lino aumenta la nutrición de este pilaf.

INGREDIENTES:

- **⅓** Taza de lentejas rojas secas.
- **⅓** Taza de quinoa.
- **1** Cda. de aceite de oliva.
- **⅓** Taza de chalotas finamente picadas o cebolla.
- **2** Dientes de ajo picados.
- **2** Cdas. de semillas de lino.
- **1** Lata de 14 Oz. de caldo de pollo, bajo en sodio.
- **1** Pimiento rojo o verde grande, picado.
- **1** Cdta. de tomillo fresco cortado o 1/2 cucharadita de tomillo seco, triturado. Ramitas de tomillo fresco (opcional).

POR PORCIÓN: (1/2 taza)

Calorías: 152
Grasa: 5g (**Grasa Sat.:** 1g)
Colesterol: 0mg
Sodio: 198mg
Carbs Totales: 20g (**Fibra:** 4g)
Proteína: 7g

INSTRUCCIONES:

1. Enjuague y escurra las lentejas y la quinoa por separado. En una cacerola mediana, caliente el aceite a fuego medio. Agregue chalotas y ajo; cocina y revuelve por 3 minutos. Agregue la quinoa y las semillas de lino; cocina y revuelve unos 5 minutos o hasta que la quinoa esté ligeramente dorada.

2. Agregue las lentejas y el caldo de pollo. Llevar a ebullición; reducir el calor. Cubra y cocine a fuego lento durante 15 minutos. Agregue la pimienta dulce y el tomillo seco o cortado. Cubra y cocine unos 5 minutos más o hasta que la quinoa y las lentejas estén tiernas. Deje reposar, cubierto, por 5 minutos. Si lo desea, adorne con ramitas de tomillo.

COMPLETA EL PLATO:
Agregue Pollo al Romero (Pág. 78) y Ensalada de Verduras Mixtas con Naranjas Rojas (Pág. 146)

PATATAS ASADAS DE PIEL ROJA

PORCIONES
4

PREPARACIÓN
10 MINS

LISTO EN
35 MINS

PLATO
CARBS

Esta guarnición fácil de papas rojas asadas tiene un sabor simple de aceite de oliva, sal y pimienta.

INGREDIENTES:

Aceite en aerosol antiadherente.

1 Libra de pequeñas patatas rojas nuevas, fregadas.

1½ Cdtas. de aceite de oliva.

¼ Cdta. de sal Kosher.

⅛ Cucharadita de pimienta negra.

POR PORCIÓN: (3/4 taza)

Calorías: 95
Grasa: 2g (Grasa Sat.: 0g)
Colesterol: 0mg
Sodio: 144mg
Carbs Totales: 18g (Fibra: 2g)
Proteína: 2g

INSTRUCCIONES:

1. Precaliente el horno a 425 ° F. Forre una bandeja para hornear de 15x10x1 pulgadas con papel de aluminio; cubra ligeramente con aceite en aerosol. Dejar de lado. Reducir a la mitad las papas más grandes.

2. En un tazón grande, mezcle las papas con aceite, sal kosher y pimienta. Arregle las papas en una sola capa en el molde para hornear preparado. Ase de 25 a 30 minutos o hasta que las papas estén ligeramente doradas y crujientes y los centros estén tiernos, revolviendo una vez.

COMPLETA EL PLATO:

Agregue Ensalada de Pollo con Pesto (Pág. 88) y Ensalada de Espinacas (Pág. 140)

PURE DE PAPA HECHO EN CASA

PORCIONES	PREPARACIÓN	LISTO EN	PLATO
10	25 MINS	45 MINS	CARBS

Hay una razón por la cual el puré de papas casero es una tradición navideña clásica. Son un recordatorio reconfortante de los mejores momentos reunidos alrededor de una mesa. Pero no los haga solo algunas veces al año: esta receta de puré de papas fácil puede convertirse en su favorito durante todo el año.

INGREDIENTES:

- **3** Lbs. papas russet medianas peladas, cortadas en cuartos.
- **1** Cdta. de sal.
- **2** Cucharadas de mantequilla. Si desea una pizca de pimienta.
- **1/4** Taza de leche caliente.

POR PORCIÓN: (1 porción)

Calorías: 140
Grasa: 3g **(Grasa Sat.:** 1g)
Colesterol: 0mg
Sodio: 250mg
Carbs Totales: 25g **(Fibra:** 2g)
Proteína: 3g

INSTRUCCIONES:

1. Coloque las papas en una cacerola grande; Añadir suficiente agua para cubrir. Agregue 3/4 cucharadita de sal. Llevar a hervir. Reduce el calor a medio-bajo; cubra holgadamente y hierva suavemente durante 15 a 20 minutos o hasta que las papas se rompan fácilmente cuando se perforen con un tenedor. Escurrir bien.

2. Regrese las papas a la cacerola; agite suavemente la cacerola a fuego lento durante 1 a 2 minutos para evaporar el exceso de humedad.

3. Triture las papas con el machacador hasta que no queden grumos. Agregue la mantequilla, la pimienta y el 1/4 de cucharadita de sal restante; continúe machacando, agregando gradualmente suficiente leche para que las papas estén suaves y cremosas.

COMPLETA EL PLATO:
Agregue Salmón al Horno con Hierbas (Pág. 100) y Ensalada de Espinacas (Pág. 140)

PURE DE PAPAS RUSTICO CON AJO

PORCIONES
16

PREPARACIÓN
15 MINS

LISTO EN
40 MINS

PLATO
CARBS

No se lo digas a tus hijos, pero colocamos una cabeza entera de coliflor en este puré de papas con ajo. La coliflor, el ajo y las papas se cocinan al mismo tiempo y se machacan con mantequilla y queso crema. ¡A tus hijos les encantará este acompañamiento y la mejor parte es que no tendrás que recordarles que coman sus verduras!

INGREDIENTES:

- **3** Libras de papas, peladas y cortadas en trozos de 2 pulgadas.
- **1** (2 libras) de coliflor de cabeza cortada y cortada en floretes.
- **6** Dientes de ajo, cortados por la mitad.
- **3** Queso crema Light, suavizado.
- **2** Cdas. de mantequilla, suavizada.
- **¼** Cdta. de sal.
- **¼** Cdta. de pimienta
- **¼** Taza de cebollino fresco picado. Cebollino fresco entero (opcional).

INSTRUCCIONES:

1. Lleve agua ligeramente salada a ebullición en una olla de 4 cuartos. Agregue las papas, la coliflor y el ajo. Regresar a ebullición; reducir el calor Cocine a fuego lento, sin cubrir, durante 25 minutos o hasta que estén tiernos, revolviendo ocasionalmente. Escúrralos y vuelva a llevarlo a la olla. Agregue queso crema, mantequilla, sal y pimienta. Puré con un machacador de papas hasta que esté casi suave. Agregue las cebolletas picadas. Adorne con cebollino adicional, si lo desea.

COMPLETA EL PLATO:

Agregue Pollo al Estragon (Pág. 80)
y Ensalada de Tomates y Espárragos (Pág. 154)

POR PORCIÓN: (1/2 taza)

Calorías: 88
Grasa: 3g (**Grasa Sat.:** 2g)
Colesterol: 8mg
Sodio: 82mg
Carbs Totales: 14g (**Fibra:** 2g)
Proteína: 3g

PAPAS A LA PARILLA

PORCIONES
4

PREPARACIÓN
15 MINS

LISTO EN
25 MINS

PLATO
CARBS

Estas papas son una opción fácil y obvia cuando ya tienes algo a la parrilla. Con sabor a aceite de oliva, sal y pimienta, se asan a la perfección en menos de 10 minutos.

INGREDIENTES:

12 Oz. de Papas Gold Yukon pequeñas o bebes.
2 Cdtas. de aceite de oliva.
¼ Cdta. de sal.
¼ Cdta. de pimienta negra.
3 Cdas. de crema agria light.

POR PORCIÓN: (1/2 taza de papas & 2 Cdtas. crema agria)

Calorías: 92
Grasa: 3g (**Grasa Sat.:** 1g)
Colesterol: 3mg
Sodio: 167mg
Carbs Totales: 14g (**Fibra:** 1g)
Proteína: 2g

INSTRUCCIONES:

1. Lave las papas y córtelas en mitades. En una cacerola mediana, cocine las mitades de papa en agua hirviendo para cubrirlas durante 8 minutos o hasta que estén casi tiernas; escurrir bien. Pincelar con aceite de oliva y espolvorear con sal y pimienta.

2. Para una parrilla de carbón, coloque las mitades de papa en la parrilla directamente sobre las brasas medianas. Ase a la parrilla, sin cubrir, durante 8 a 10 minutos o hasta que estén tiernas y ligeramente doradas, volteando ocasionalmente. Divida las papas de manera uniforme entre cuatro platos para servir. Cubra cada porción con aproximadamente 2 cucharaditas de crema agria.

COMPLETA EL PLATO:
Agregue Atún a la Plancha (Pág. 111)
y Ensalada de Brócoli con Limón y Jengibre (Pág. 150)

BATATAS ASADAS

PORCIONES
4

PREPARACIÓN
10 MINS

LISTO EN
30 MINS

PLATO
CARBS

Esta receta increíblemente simple y rápida de batatas asadas se basa en los condimentos más básicos: aceite de oliva, sal y pimienta. LISTO EN solo 30 minutos, es un gran plato para una cena familiar en una noche muy concurrida, pero debido a que es tan fácil y delicioso, también puede duplicarse o triplicarse y servirse en reuniones más grandes.

INGREDIENTES:

1 Libra de batatas (aproximada-mente 2 medianas), fregadas.
1½ Cdtas. de aceite de oliva.
¼ Cdta. de sal Kosher.
⅛ Cdta. de pimienta molida.

POR PORCIÓN: (2/3 taza)

Calorías: 85
Grasa: 2g (**Grasa Sat.:** 0g)
Colesterol: 0mg
Sodio: 168mg
Carbs Totales: 16g (**Fibra:** 2g)
Proteína: 1g

INSTRUCCIONES:

1. Precaliente el horno a 425 ° F. Forre una bandeja para hornear de 15x10x1 pulgadas con papel de aluminio; cubra ligeramente con aceite en aerosol. Dejar de lado. Corte las batatas sin pelar en cubos de 1 pulga-da.

2. Mezcle las batatas con aceite, sal kosher y pimienta en un tazón grande. Arregle las batatas en una sola capa en el molde para hornear preparado. Asar unos 20 minutos o hasta que estén ligeramente dorados y crujientes en los lados cortados y tiernos por dentro, girando una vez.

COMPLETA EL PLATO:
Agregue Pollo al Horno con Mostaza de Arce (Pág. 83) y Ensalada Verde Simple con Citronela (Pág. 152)

PURE DE BATATA

PORCIONES	PREPARACIÓN	LISTO EN	PLATO
6	10 MINS	20 MINS	CARBS

Esta receta rápida de puré de papa tiene solo 5 ingredientes y es una cena LISTA EN 20 minutos. El uso de batatas para esta guarnición clásica agrega color a su plato junto con un poco de dulzura y un refuerzo de vitamina A. Con sabores clásicos y simples, puede combinarse fácilmente con cualquiera de sus platos favoritos.

INGREDIENTES:

- 1½ Libras de batatas, peladas y en cubos.
- ½ Taza de leche baja en grasa, calentada.
- 3 Cdas. de mantequilla derretida sin sal.
- ½ Cdta. de sal.
- ¼ Cdta. de pimienta molida.

POR PORCIÓN: (1/2 taza)

Calorías: 159
Grasa: 6g (**Grasa Sat.:** 4g)
Colesterol: 17mg
Sodio: 267mg
Carbs Totales: 24g (**Fibra:** 3g)
Proteína: 3g

INSTRUCCIONES:

1. Haga hervir 1 o 2 pulgadas de agua en una cacerola grande provista de una canasta de vapor. Agregue las batatas y cocine al vapor hasta que estén muy suaves, de 15 a 18 minutos. Transfiera a un tazón mediano y triture con leche, mantequilla, sal y pimienta.

COMPLETA EL PLATO:
Agregue Salmón Panzanella (Pág. 101)

CALABAZA MOSCADA ASADA

PORCIONES
7

PREPARACIÓN
15 MINS

LISTO EN
1 H

PLATO
CARBS

La simple calabaza moscada, tostada, recién mezclada con aceite de oliva, sal y pimienta, es un clásico plato de otoño. Esta receta es deliciosa con carnes asadas, o arroja la calabaza asada a la pasta o ensalada.

INGREDIENTES:

1 Calabaza moscada grande (2-3 libras), pelada, sin semillas y en cubos.
1 Cda. de aceite de oliva extra virgen.
½ Cdta. de sal.
½ Cdta. de pimienta molida.

INSTRUCCIONES:

1. Precaliente el horno a 375 ° F.

2. Mezcle la calabaza con aceite, sal y pimienta. Extienda sobre una bandeja para hornear con borde grande y tueste hasta que estén tiernas y ligeramente doradas, de 30 a 45 minutos.

POR PORCIÓN: (1/2 taza)

Calorías: 76
Grasa: 2g (Grasa Sat.: 0g)
Colesterol: 0mg
Sodio: 171mg
Carbs Totales: 15g (Fibra: 3g)
Proteína: 1g

COMPLETA EL PLATO:
Agregue Pollo al Horno con Mostaza de Arce (Pág. 83) y Ensalada Verde Simple con Citronela (Pág. 152)

CALABAZA MOSCADA AL HORNO

PORCIONES
4

PREPARACIÓN
5 MINS

LISTO EN
1 H

PLATO
CARBS

La calabaza al horno tiene un sabor caramelizado, que es delicioso si usa la calabaza cocida en sopas y salsas. Es simple hornear una calabaza moscada; simplemente córtala por la mitad y asala en el horno.

INGREDIENTES:

1 Calabaza moscada pequeña o mediana (mas o menos 1 1/2 libras).

POR PORCIÓN: (1/2 taza)

Calorías: 77
Grasa: 0g (**Grasa Sat.:** 0g)
Colesterol: 0mg
Sodio: 7mg
Carbs Totales: 20g (**Fibra:** 3g)
Proteína: 2g

INSTRUCCIONES:

1. Precaliente el horno a 350 ° F.

2. Cortar la calabaza por la mitad y las semillas. Coloque las mitades en una bandeja para hornear, con el corte hacia abajo. Hornee hasta que estén tiernos cuando se perfore con un cuchillo, de 45 minutos a 1 hora. Saquela cuando esté lo suficientemente fría como para manejarla.

COMPLETA EL PLATO:
Agregue Pollo al Estragon (Pág. 80)
y Ensalada de Tomates y Espárragos (Pág. 154)

Ensaladas

ENSALADA DE ESPINACAS

PORCIONES
4

PREPARACIÓN
10 MINS

LISTO EN
10 MINS

PLATO
VEGETALES

Esta ensalada de 10 minutos de sabor fresco es una mezcla simple de espinacas frescas y arándanos secos. Para ahorrar tiempo, usamos aderezo italiano embotellado, pero con unos minutos adicionales puede cambiar fácilmente el sabor haciendo su propio aderezo.

INGREDIENTES:

- **4** Tazas de espinacas frescas envasadas.
- **4** Cdas. arándanos secos endulzados, picados en trozos grandes.
- **⅓** Taza de cebolla roja en rodajas finas.
- **¼** Taza de aderezo italiano light para ensaladas.

POR PORCIÓN: (2 tazas)

Calorías: 61
Grasa: 1g (**Grasa Sat.:** 0g)
Colesterol: 0mg
Sodio: 224mg
Carbs Totales: 12g (**Fibra:** 2g)
Proteína: 1g

INSTRUCCIONES:

1. Mezcle las espinacas, los arándanos secos, la cebolla roja y el aderezo italiano en un tazón grande. Servir inmediatamente.

COMPLETA EL PLATO:
Agregue Salmón a la Parrilla con Mostaza y Hierbas (Pág. 103) y Papas a la Parrilla (Pág. 134)

ESPARRAGOS A LA PARILLA

PORCIONES
4

PREPARACIÓN
10 MINS

LISTO EN
10 MINS

PLATO
VEGETALES

Asar a la parrilla es una forma simple y rápida de cocinar espárragos que siempre produce un resultado delicioso. Cortar aproximadamente una pulgada del espárrago produce el mejor sabor: los extremos son duros y difíciles de masticar.

INGREDIENTES:

1   Racismo de espárragos (aprox. 1 libra), recortados.
1   Cda de aceite oliva extra virgen.
¼   Cdta. de sal.
¼   Cdta. de pimienta molida.

POR PORCIÓN: (4-5 tallos)

Calorías: 53
Grasa: 4g (**Grasa Sat.:** 1g)
Colesterol: 0mg
Sodio: 160mg
Carbs Totales: 4g (**Fibra:** 2g)
Proteína: 3g

INSTRUCCIONES:

1.   Precaliente la parrilla a medio-alto.

2.   Mezcle los espárragos con aceite, sal y pimienta en un tazón grande. Ase a la parrilla, volteando con frecuencia, hasta que estén tiernos, de 5 a 10 minutos (dependiendo del grosor de sus espárragos).

> **COMPLETA EL PLATO:**
> Agregue Pollo al Romero (Pág. 78)
> y Pilaf de Arroz Integral (Pág. 126)

ENSALADA DE PASTA DE ATUN

PORCIONES
4

PREPARACIÓN
40 MINS

LISTO EN
40 MINS

PLATO
PLATO COMPLETO

Este refrescante plato es perfecto para un cálido día de verano.

INGREDIENTES:

- **8** Onzas filetes de atún sin piel frescos o congelados.
- **⅛** Cdta. de sal.
- **⅛** Cdta. de pimienta negra molida. Aceite en aerosol antiadherente.
- **1½** Tazas de trigo integral seco o pasta de pajarita regular.
- **1** Taza de guisantes frescos, cortados por la mitad.
- **4** Tazas de guisantes frescos.
- **1** Pimiento rojo mediano, en rodajas finas.
- **1** Taza de pepino picado sin semillas.
- **¼** Taza de cebolla verde picada.
- **¼** Taza de vinagre de arroz o blanco.
- **3** Cdas. de aceite de oliva.
- **2** Cdtas. de jengibre fresco rallado.
- **2** Cdtas. de miel.
- **2** Cdtas. de semillas de sésamo.

POR PORCIÓN: (1 porción)

Calorías: 310
Grasa: 12g (Grasa Sat.: 2g)
Colesterol: 25mg
Sodio: 108mg
Carbs Totales: 32g (Fibra: 5g)
Proteína: 20g

INSTRUCCIONES:

1. Descongele el pescado, si está congelado; enjuague el pescado y séquelo con toallas de papel. Espolvorea el pescado con sal y pimienta. Cubra ligeramente una sartén mediana con spray antiadherente y caliente a fuego medio-alto. Agregue el pescado y cocine durante 6 a 9 minutos o hasta que el pescado comience a desmoronarse cuando se pruebe con un tenedor (el atún debe estar ligeramente rosado en el centro), girando una vez. Retire el pescado de la sartén y corte en rodajas finas.

2. Mientras tanto, cocine la pasta de acuerdo con las instrucciones del paquete, excepto que omita la sal y agregue guisantes durante el último 1 minuto de cocción; desagüe. Enjuague con agua fría; drenar de nuevo. En un tazón grande, combine la mezcla de pasta, repollo, pimiento rojo, pepino y cebolla verde.

3. En un tazón pequeño, mezcle el vinagre, el aceite de oliva, el jengibre y la miel. Rocíe con la mezcla de pasta con el aderezo y revuelva para cubrir.

4. Para servir, divida la mezcla de pasta entre 4 platos para servir. Cubra con atún y espolvoree con semillas de sésamo.

MAIZ CREMADO CON PIMIENTA ROJA Y ESPINACAS

PORCIONES
10

PREPARACIÓN
20 MINS

LISTO EN
1 H 50 MINS

PLATO
VEGETALES

Esta guarnición cremosa de verduras se prepara en la olla de cocción lenta y combina muy bien con carne de res o pollo. Los pimientos rojos y las espinacas añaden color y vitaminas importantes.

INGREDIENTES:

- **4** Tazas de granos de maíz frescos o congelados, descongelar si están congelados.
- **2** Pimientos rojos medianos, picados (1 1/2 tazas).
- **1** Taza de cebolla picada (1 grande).
- **¼** Taza de caldo de pollo sin sal.
- **2** Cdas. de mantequilla derretida sin sal.
- **¼** Cdta. de sal.
- **⅛** Cdta. de pimienta roja molida.
- **6** Oz. de queso crema sin grasa, cortado en trozos pequeños.
- **4** Tazas de espinacas frescas, picadas.
  Pimienta negra (opcional)

INSTRUCCIONES:

1. En una olla de cocción lenta de 3½ o 4 cuartos, combine el maíz, los pimientos rojos, la cebolla, el caldo, la mantequilla, la sal y el pimiento rojo picado. Coloque el queso crema sobre la mezcla de maíz. Cubra y cocine a fuego lento durante 3 horas o a fuego alto durante 1½ horas.

2. Revuelva hasta que la mezcla esté bien combinada. Agregue suavemente las espinacas. Servir inmediatamente. Si lo desea, cubra con un poco de pimienta negra.

COMPLETA EL PLATO:
Agregue Pollo al Estragon (Pág. 80)
y Pilaf de Arroz Integral (Pág. 126)

POR PORCIÓN: (1/2 taza)

Calorías: 108
Grasa: 3g (**Grasa Sat.:** 2g)
Colesterol: 8mg
Sodio: 202mg
Carbs Totales: 16g (**Fibra:** 2g)
Proteína: 6g

ENSALADA MIXTA CON VINAGRE BALSAMICO

PORCIONES
14

PREPARACIÓN
30 MINS

LISTO EN
30 MINS

PLATO
VEGETALES

La vinagreta baja en carbohidratos de sabor fresco es un buen contraste con las verduras amargas y las aceitunas saladas en esta receta de ensalada de guarnición de inspiración griega.

INGREDIENTES:

⅓ Taza de vinagre balsámico.

⅓ Taza de aceite de oliva.

2 Cdas. de hojas de orégano fresco.

2 Dientes de ajo, pimienta molida en cuartos.

1 Libra la mezcla de verduras de primavera (16 tazas).

1 Pepino mediano, cortado a la mitad a lo largo y en rodajas.

4 Tomates ciruela, en rodajas.

¾ Taza de aceitunas kalamata deshuesadas.

¼ Taza de cebollino fresco picado.

INSTRUCCIONES:

1. Combine vinagre balsámico, aceite de oliva, orégano y ajo en un procesador de alimentos o licuadora. Cubra y procese o mezcle hasta que esté bien mezclado. Sazone al gusto con pimienta molida. Dejar de lado.

2. Mezcle las verduras, el pepino, los tomates de ciruela, las aceitunas y las cebolletas en un tazón muy grande. Rociar con vinagreta; revuelva suavemente para cubrir.

COMPLETA EL PLATO:
Agregue Pollo con Mermelada (Pág. 81) y Arroz Tailandés (Pág. 124)

POR PORCIÓN: (1 porción)

Calorías: 76
Grasa: 6g (Grasa Sat.: 1g)
Colesterol: 0mg
Sodio: 86mg
Carbs Totales: 5g (Fibra: 1g)
Proteína: 1g

ENSALADA DE PAVO CON NARANJAS

PORCIONES
4

PREPARACIÓN
30 MINS

LISTO EN
30 MINS

PLATO
VEG + PROTEÍNA

Esta sencilla receta de ensalada de 30 minutos es perfecta para un almuerzo rápido. El pavo sobrante se mezcla con rúcula y pimiento en una vinagreta de miel y Dijon, luego se cubre con secciones de naranja fresca: ¡cada bocado es una explosión de sabores frescos!

INGREDIENTES:

- **1** Paquete de 5 Oz. rúcula o espinacas baby.
- **12** Oz. de pavo o pollo cocido, desmenuzado.
- **1** Pimiento rojo, cortado en tiras (1 taza).
- **¼** Taza de cilantro fresco.
- **3** Cdas. de zumo de naranja.
- **2** Cdas. de aceite de maní o aceite de canola.
- **1** Cda. de miel.
- **2** Cdtas. de jugo de limón.
- **2** Cdtas. de mostaza Dijon.
- **¼** Cdta. de comino molido.
- **¼** Cdta. de sal.
- **¼** Cdta. de pimienta molida.
- **4** Naranjas, peladas y seccionadas.

INSTRUCCIONES:

1. Mezcle la rúcula, el pavo, el pimiento y el cilantro en un tazón grande.

2. Batir el jugo de naranja, el aceite, la miel, el jugo de limón, la mostaza, el comino, la sal y la pimienta en un tazón pequeño. Rocíe la vinagreta sobre la ensalada; revuelva suavemente para cubrir. Para servir, agregue secciones de naranja a la ensalada.

COMPLETA EL PLATO:
Agregue Puré de papa hecho en casa (Pág. 132)

POR PORCIÓN: (1 porción)

Calorías: 281
Grasa: 8g (**Grasa Sat.:** 1g)
Colesterol: 71mg
Sodio: 263mg
Carbs Totales: 25g (**Fibra:** 5g)
Proteína: 28g

VERDURAS MIXTAS CON NARANJAS ROJAS

PORCIONES
8

PREPARACIÓN
20 MINS

LISTO EN
20 MINS

PLATO
VEGETALES

Las verduras amargas se equilibran con un aderezo de naranja y miel en esta ensalada rápida y satisfactoria.

INGREDIENTES:

- **2** Naranjas rojas o caracara.
- **2** Cdas. de miel.
- **2** Cdas. de vinagre de manzana.
- **1** Cdas. de mostaza Dijon.
- **½** Cdta. de sal Kosher.
- **½** Cdta. de pimienta molida.
- **⅓** Taza de aceite de oliva extra virgen.
- **8** Tazas de lechuga de mantequilla rojas o verdes, rotas.
- **4** Cabezas de endibia belga, cortadas en forma transversal en trozos de 2 pulgadas.
- **4** Tazas de rúcula.
- **3** Tazas de achicoria desgarradas.

INSTRUCCIONES:

1. Corta ½ pulgada de ambos extremos de las naranjas y exprime el jugo de esas piezas (aproximadamente 1 cucharada) en un tazón grande. Batir en miel, vinagre, mostaza, sal y pimienta. Poco a poco agregue el aceite hasta que se combine. Reserve 2 cucharadas de aderezo en un tazón pequeño.

2. Con un cuchillo afilado, retire la cáscara y la médula blanca de las naranjas; descarte. Corta las naranjas en rodajas finas.

3. Agregue lechuga, endibia, rúcula y achicoria al tazón grande y revuelva para combinar. Transfiera las verduras a una fuente de servir y cubra con las rodajas de naranja. Rocíe con el aderezo reservado.

COMPLETA EL PLATO:

Agregue Pechugas de Pollo con Limones Asados (Pág. 86) y Pilaf de Arroz y Maiz con especias (Pág. 122)

POR PORCIÓN: (2 tazas)

Calorías: 137
Grasa: 10g (Grasa Sat.: 1g)
Colesterol: 0mg
Sodio: 171mg
Carbs Totales: 11g (Fibra: 2g)
Proteína: 1g

ENSALADA MEDITERRANEA PICADA

PORCIONES
2

PREPARACIÓN
20 MINS

LISTO EN
20 MINS

PLATO
VEGETALES

Las verduras picadas adquieren un toque mediterráneo en esta receta de ensalada rápida y fácil. Con sabor a una vinagreta de pesto simple y cubierto con queso feta desmenuzado, esta ensalada da para dos y está LISTA EN solo 20 minutos.

INGREDIENTES:

- **1** Cda. de pesto de albahaca.
- **2** Cdta. de vinagre balsámico blanco o normal
- **⅓** Taza de tomate sin semillas picado.
- **⅓** Taza de calabacín picado.
- **⅓** Taza de pimiento amarillo o naranja, picado.
- **⅓** Taza de floretes de brócoli muy pequeños.
- **1** Taza de ensalada mixta verde (opcional).
- **2** Cdas. de queso feta desgrasado reducido en grasa.

POR PORCIÓN: (2/3 taza)

Calorías: 100
Grasa: 6g (Grasa Sat.: 1g)
Colesterol: 4mg
Sodio: 186mg
Carbs Totales: 7g (Fibra: 4g)
Proteína: 4g

INSTRUCCIONES:

1. Combina el pesto y el vinagre en un tazón pequeño. Agregue el tomate, el calabacín, el pimiento y el brócoli.

2. Si lo desea, divida las verduras entre dos platos para servir. Cubra con la mezcla de vegetales. Espolvorea con queso feta.

COMPLETA EL PLATO:

Agregue Pollo al Limón y Eneldo (Pág. 85) y Pilaf de Arroz Integral (Pág. 126)

ENSALADA DE POLLO CON FRUTAS

PORCIONES
8

PREPARACIÓN
25 MINS

LISTO EN
1 H 25 MINS

PLATO
VEG + PROTEÍNA

Lleve la ensalada de pollo regular a nuevas alturas agregando solo un poco de curry en polvo al aderezo a base de crema agria. Las manzanas y las pasas agregan una dulzura deliciosa a este plato salado.

INGREDIENTES:

- ½ Taza de crema agria light.
- 1-2 Cdtas. de polvo de curry.
- 1 Cdta. de miel
- ½ Cdta. de jenjibre molido.
- 1 Pizca de pimienta de cayena.
- 2 Mitades de pechuga de pollo deshuesadas y sin piel (aproximadamente 8 oz). Aceite en aerosol antiadherente.
- 1 Pizca de cebolla en polvo.
- 1 Pizca de ajo en polvo.
- 1 Manzana Gala o Fuji, sin corazón y picada.
- ½ Taza de cebolla verde picada.
- ½ Taza de apio picado.
- ⅓ Taza de pasas doradas.
- ¼ Taza de almendras en rodajas o anacardos sin sal, tostados.
- 8 Hojas de Lechuga Butterhead (Boston o Bibb). Cebollas verdes en rodajas (opcional). Almendras en rodajas, tostadas (opcional).

INSTRUCCIONES:

1. Prepare el aderezo: En un tazón pequeño, mezcle la crema agria, el curry en polvo, la miel, el jengibre molido y la pimienta de cayena. Enfríe hasta que esté listo para usar (hasta 4 horas).

2. Calienta una sartén antiadherente mediana a fuego medio. Cubra el pollo con aceite en aerosol. Espolvorea el pollo con cebolla en polvo y ajo en polvo. Cocine en la sartén caliente de 8 a 10 minutos o hasta que ya no esté rosado (170 ° F). Enfriar un poco; corte el pollo en trozos pequeños.

3. En un tazón mediano, combine la manzana, las cebollas verdes picadas y el apio. Agregue el pollo cocido, las pasas y el ¼ de taza de almendras. Coloque el aderezo sobre la ensalada; revuelva para cubrir. Cubra y enfríe de 1 a 4 horas.

4. Para servir, vierta ½ taza de ensalada en cada hoja de lechuga. Si lo desea, espolvoree con rodajas de cebolla verde y almendras adicionales.

POR PORCIÓN: (1/2 taza)

Calorías: 106
Grasa: 4g (Grasa Sat.: 1g)
Colesterol: 22mg

Sodio: 49mg
Carbs Totales: 12g (Fibra: 2g)
Proteína: 8g

ENSALADA DE COL RIZADA CON ARROZ SALVAJE

PORCIONES
4

PREPARACIÓN
20 MINS

LISTO EN
20 MINS

PLATO
VEG + CARBS

La remolacha y la col rizada, con arroz salvaje y crujientes semillas de girasol, son una ensalada de cena satisfactoria y colorida. Las remolachas son más agradables cuando se cortan en rodajas finas. Use una mandolina o una cortadora de verduras, si tiene una.

INGREDIENTES:

1 Manojo grande de lacinato o col rizada, tallos recortados y picados (8 tazas).

1 Remolacha mediana, pelada y cortada a la mitad, en rodajas muy finas (2 1/2 tazas).

1 Taza de arroz salvaje cocido.

⅓ Taza de semillas de girasol tostadas.

5 Cucharadas de aderezo de limón y tahini.

INSTRUCCIONES:

1. Combine la col rizada, la remolacha, el arroz salvaje y las semillas de girasol en un tazón grande. Agregue el aderezo y revuelva hasta que esté bien cubierto. Servir dentro de 2 horas.

COMPLETA EL PLATO:
Agregue Quinoa Frita con Pollo (Pág. 89)

POR PORCIÓN: (2 1/2 tazas)

Calorías: 173
Grasa: 10g (Grasa Sat.: 1g)
Colesterol: 0mg
Sodio: 305mg
Carbs Totales: 19g (Fibra: 4g)
Proteína: 7g

ENSALADA DE BROCOLI CON LIMON Y JENJIBRE

PORCIONES
8

PREPARACIÓN
20 MINS

LISTO EN
1 H 20 MINS

PLATO
VEGETALES

En una versión fresca de la cremosa ensalada de brócoli, esta receta requiere arrojar floretes de brócoli en aderezo acentuado de jengibre y cubrir con nueces de soya tostadas, que agregan un crujiente y sabor extra.

INGREDIENTES:

3 Cdas. de mayonesa light o aderezo para ensaladas.
2 Cdas. de yogur de soya simple.
¼ Cdta. de cáscara de limón finamente rallada.
2 Cdtas. de jugo de limón.
¼ Cdtas. de jengibre fresco rallado.
4 Tazas pequeñas de brócoli y / o floretes de coliflor.
⅓ Taza de cebolla roja finamente picada.
¼ Taza de arándanos secos.
3 Cucharada de nueces de soya tostadas.

INSTRUCCIONES:

1. En un tazón grande, mezcle la mayonesa, el yogur de soya, la cáscara de limón, el jugo de limón y el jengibre. Agregue brócoli (y / o coliflor), cebolla roja y arándanos. Mezcle para cubrir. Cubra y enfríe de 1 a 24 horas. Justo antes de servir, espolvorea nueces de soya.

COMPLETA EL PLATO:
Agregue Pollo al Ajillo (Pág. 82)
y Pilaf de Arroz y Maiz con especias (Pág. 122)

POR PORCIÓN: (1/2 taza)

Calorías: 59
Grasa: 3g (**Grasa Sat.:** 0g)
Colesterol: 2mg
Sodio: 54mg
Carbs Totales: 8g (**Fibra:** 2g)
Proteína: 2g

ENSALADA DE COL RIZADA

PORCIONES
6

PREPARACIÓN
25 MINS

LISTO EN
25 MINS

PLATO
VEGETALES

La col rizada es excelente en ensaladas, pero algunas personas encuentran las hojas un poco duras. Pase unos minutos masajeando la col rizada en un poco de jugo de limón y sal, y usted, y sus invitados, disfrutarán de una textura y sabor más suave.

INGREDIENTES:

- **6** Tazas de hojas frescas de col rizada, desgarradas (aproximadamente 5 oz.)
- **¼** Taza de jugo de limón.
- **¼** Cdta. de sal.
- **1** Chalota mediana, en rodajas muy finas.
- **3** Cdas. de aceite de oliva o aceite de nuez.
- **1** Diente de ajo, picado.
- **¼** Taza de nueces picadas, tostadas.

POR PORCIÓN:
(1/2 taza de ens. & 1 cda. de nuez)

Calorías: 107
Grasa: 10g (**Grasa Sat.:** 1g)
Colesterol: 0mg
Sodio: 108mg
Carbs Totales: 4g (**Fibra:** 1g)
Proteína: 2g

INSTRUCCIONES:

1. Coloque la col rizada en un tazón grande. Rocíe con jugo de limón y espolvoree con sal. Usando tus manos limpias, masajea la col rizada durante 3 a 4 minutos o hasta que las hojas se marchiten ligeramente, asegurándote de masajear toda la col rizada de manera uniforme. Agregar chalotes y reservar.

2. En un tazón pequeño combine el aceite y el ajo. Rocíe sobre la mezcla de col rizada y revuelva para cubrir. Divida la ensalada entre seis platos para servir y espolvoree nueces.

COMPLETA EL PLATO:
Agregue Salmón al Horno con Hierbas (Pág. 100) y Arroz Integral (Pág. 123)

ENSALADA VERDE SIMPLE CON CITRONELA

PORCIONES
6

PREPARACIÓN
15 MINS

LISTO EN
15 MINS

PLATO
VEGETALES

La Escarola y la achicoria son verdes asertivos, ligeramente amargos que agregan color y textura a cualquier ensalada. Combínalos con verduras de sabor más suave, como lechuga de hoja roja, espinacas baby o incluso lechuga de Boston.

INGREDIENTES:

- ¼ Taza de jugo de naranja fresco.
- ¼ Taza de jugo de Limón.
- ¼ Taza de aceite oliva extra virgen.
- 1 Chalota pequeña, finamente picada.
- 2 Cdtas. de mostaza Dijon.
- ½ Cdta. de sal.
- ¼ Cdta. de pimienta recién molida.
- 4 Tazas de verduras picantes y / o amargas, como escarola, berros, achicoria o rúcula.
- 8 Tazas de verdes suaves, como lechuga de Boston, mezclum, espinacas tiernas o lechuga romana.
- ⅓ Taza de cebolla roja en rodajas finas.

INSTRUCCIONES:

1. Combine el jugo de naranja, jugo de limón, aceite, chalota, mostaza, sal y pimienta en un frasco con una tapa hermética. Cierre el frasco y agite hasta que esté bien combinado.

2. Coloque las verduras y la cebolla en una ensaladera grande; revuelva con 1/3 taza del aderezo.

COMPLETA EL PLATO:
Agregue Pescado al Horno con Queso Parmesano (Pág. 108) y Pilaf de Arroz Salvaje (Pág. 125)

POR PORCIÓN: (1 1/2 tazas)

Calorías: 43
Grasa: 3g (**Grasa Sat.:** 0g)
Colesterol: 0mg
Sodio: 81mg
Carbs Totales: 3g (Fibra: 1g)
Proteína: 2g

ENSALADA DE TOMATE Y AGUACATE

PORCIONES
6

PREPARACIÓN
30 MINS

LISTO EN
30 MINS

PLATO
VEGETALES

Esta ensalada de sabor fresco combina rodajas cremosas de aguacate y tomates frescos en un delicioso aderezo de cilantro y lima. Es una ensalada fácil y rápida que agregará color a cualquier plato principal.

INGREDIENTES:

- **6** Tomates pequeños.
- **2** Aguacates pequeños.
- **1½** Tazas de hojas frescas de espinaca baby.
- **1** Cdta. de cáscara de lima finamente rallada.
- **¼** Taza de jugo de lima.
- **3** Cdas. de cilantro fresco cortado.
- **3** Cdas. de aceite de oliva
- **¼** Cdta. de sal.
- **⅛** Cdta. de pimienta negra.

POR PORCIÓN:

(1 tomate, 1/3 aguacate, 1/4 taza de espinacas & 4 cdtas. de aderezo)

Calorías: 130
Grasa: 12g (Grasa Sat.: 2g)
Colesterol: 0mg
Sodio: 115mg
Carbs Totales: 7g (Fibra: 3g)
Proteína: 2g

INSTRUCCIONES:

1. Cortar en rodajas finas los tomates. Reducir a la mitad, pele los aguacates. Rebane finamente los aguacates. Coloque un tercio de los tomates en un lado de cada uno de los seis platos para servir. Cubra con la mitad de las rodajas de aguacate y la mitad de las espinacas. Repita las capas una vez. Cubra con las rodajas de tomate restantes.

2. Para aderezar, en un frasco pequeño con tapa de rosca, combine la cáscara de lima, el jugo de lima, el cilantro, el aceite, la sal y la pimienta. Cubra y agite bien. Rocíe uniformemente sobre las ensaladas.

COMPLETA EL PLATO:
Agregue Halibut con Costra de Tomillo y Sésamo (Pág. 120) y Pilaf de Arroz Integral (Pág. 126)

ENSALADA DE TOMATES Y ESPARRAGOS

PORCIONES
4

PREPARACIÓN
20 MINS

LISTO EN
20 MINS

PLATO
VEGETALES

Cubierta con queso parmesano y piñones, esta sabrosa ensalada verde es perfecta para cualquier barbacoa o picnic.

INGREDIENTES:

- **2** Tazas de ensalada de verduras mixtacas o espinacas baby.
- **1** Libra los espárragos frescos delgados, cortados diagonalmente en trozos de 1/12 in.
- **1** Taza de tomates cherry, cortados por la mitad.
- **1½** Taza de hojas frescas de albahaca, hojas grandes rotas.
- **2** Cdas. de vinagre de vino blanco.
- **4** Cdtas. de aceite de oliva.
- **1** Cdta. de miel.
- **⅛** Cdta. de sal.
- **⅛** Cdta. de pimienta negra.
- **2** Cdas. queso parmesano rallado.
- **2** Cdas. piñones o picados nueces tostadas

INSTRUCCIONES:

1. En un tazón grande, combine las verduras de ensalada, los espárragos, los tomates y la albahaca.

2. Para la vinagreta, en un frasco pequeño con tapa de rosca combine vinagre, aceite, miel, sal y pimienta. Cubra y agite bien.

3. Vierta la vinagreta sobre la mezcla de verduras; revuelva suavemente para cubrir. Espolvorea con queso y nueces.

COMPLETA EL PLATO:
Agregue Pollo al Romero (Pág. 78) y Pilaf de Arroz Integral (Pág. 126)

POR PORCIÓN: (1 1/4 tazas)

Calorías: 112
Grasa: 8g (**Grasa Sat.:** 1g)
Colesterol: 2mg
Sodio: 123mg
Carbs Totales: 7g (**Fibra:** 2g)
Proteína: 4g

Sopas

SOPA DE POLLO CON CALABAZA AL CURRY

PORCIONES
2

PREPARACIÓN
15 MINS

LISTO EN
20 MINS

PLATO
PLATO COMPLETO

La pasta de curry rojo tailandés agrega calor y un profundo sabor a esta simple sopa. Si lo desea, omita el pollo y las espinacas para hacer una sopa de primer plato aún más simple.

INGREDIENTES:

1 Paquete de 10 oz. de puré congelado de calabaza de invierno.

½ Taza lite de leche de coco.

½ Taza de agua.

8 Onzas de pechuga de pollo deshuesada y sin piel, en rodajas finas.

1 Bolsa de 6 oz. de espinacas bebés.

2 Cdtas. de jugo de lima.

2 Cdtas. de azúcar morena.

1 Cdta. de Pasta de Curry rojo Tailandés.

¼ Cdta. de sal.

INSTRUCCIONES:

1. Caliente la calabaza, la leche de coco y el agua en una cacerola mediana a fuego medio-alto. Cocine, revolviendo ocasionalmente, hasta que la calabaza se descongele, aproximadamente 10 minutos. Agregue el pollo, reduzca el fuego a medio y cocine a fuego lento, revolviendo ocasionalmente, durante 3 minutos. Agregue las espinacas, el jugo de lima, el azúcar, la pasta de curry al gusto y la sal y continúe cocinando hasta que el pollo esté bien cocido, aproximadamente 3 minutos más.

POR PORCIÓN: (1 3/4 tazas)

Calorías: 284
Grasa: 7g (**Grasa Sat.:** 4g)
Colesterol: 63mg
Sodio: 462mg
Carbs Totales: 29g (**Fibra:** 4g)
Proteína: 29g

SOPA ITALIANA DE TOMATE Y PAN

PORCIONES
6

PREPARACIÓN
30 MINS

LISTO EN
1 H

PLATO
PLATO COMPLETO

Inspirada en la legendaria pappa al pomodoro de Toscana, esta sopa es una excelente manera de usar pan duro.

INGREDIENTES:

¾ Taza de calabaza de verano en cubitos.

½ Taza de tomates uva en cuartos.

2 Cdas. de jugo de limón.

4 Cdas. de aceite de oliva extra virgen.

1 Pizca de azúcar.

1 Pizca de sal.

1 Pizca de pimiento rojo picado.

4 Tazas de pan campestre rancio, cortados en cubos.

1 Taza de cebolla picada.

½ Taza de zanahoria picada.

3 Dientes de ajo picados.

1 Cdtas. de semillas de hinojo, trituradas.

3 Libras de tomates muy maduros, pelados, sin semillas y picados, o 1 lata (28 onzas) más 1 lata (15 onzas) de tomates San Marzano cortados en cubitos.

4 Tazas de caldo de pollo, bajo en sodio.

1½ Tazas de col rizada picada.

½ Taza de albahaca fresca picada, y más para decorar.

¼ Cdta. de pimienta molida.

INSTRUCCIONES:

1. Combine la calabaza, los tomates de uva, el jugo de limón, 1 cucharada de aceite, sal, azúcar y pimiento rojo picado en un tazón mediano. Dejar de lado.

2. Caliente 2 cucharadas de aceite en una olla grande a fuego medio. Agregue el pan y cocine, revolviendo, hasta que comience a dorarse, aproximadamente 4 minutos. Transfiera a un tazón, raspando la sartén con una espátula.

3. Agregue la 1 cucharada restante de aceite, cebolla, zanahoria, ajo y semillas de hinojo a la olla. Cocine a fuego medio-bajo, revolviendo ocasionalmente, hasta que estén tiernos pero no dorados, de 3 a 5 minutos. Agregue los tomates y todos sus jugos, el caldo y el pan. Llevar a hervir. Reduzca el fuego a fuego lento y cocine, sin cubrir, durante 20 minutos.

4. Agregue col rizada, albahaca y pimienta. Cocine a fuego lento durante 10 minutos más. Sirva la sopa cubierta con la mezcla de calabaza y adornada con más albahaca, si lo desea.

POR PORCIÓN: (1 1/2 tazas)

Calorías: 269
Grasa: 11g (**Grasa Sat.:** 2g)
Colesterol: 0mg

Sodio: 234mg
Carbs Totales: 36g (**Fibra:** 5g)
Proteína: 9g

SOPA DE VEGETALES Y TOFU

PORCIONES
4

PREPARACIÓN
35 MINS

LISTO EN
2 H 35 MINS

PLATO
PLATO COMPLETO

El tofu tiene fama de ser soso, pero cuando se marina en condimentos italianos por hasta cuatro horas, es todo menos eso en esta sopa llena de verduras.

INGREDIENTES:

1 Paquete de 12 oz. de tofu extra firme, estilo tina (cuajada de frijoles frescos), escurrido y cortado en cubos de 3/4 de pulgada.

2 Cdas. de aceite de oliva.

1 Cdta. de condimento italiano seco, triturado.
Aceite en aerosol antiadherente.

2 Tazas de caldo de pollo, bajo en sodio.

1 Lata de 14 oz. de tomates en cubitos sin sal añadida con albahaca, ajo y orégano, sin escurrir.

3 Tazas de champiñones frescos en rodajas (8 oz).

½ Taza de guisantes frescos o congelados, descongelar.

½ Taza de espárragos de 1 in.

½ Taza de pimiento rojo asado picado.

⅓ Taza de tomates secos rellenos de aceite, escurridos y picados.

¼ Taza de aceitunas verdes en rodajas.
Queso parmesano rallado (Opcional).

INSTRUCCIONES:

1. Coloque el tofu en una bolsa de plástico con cierre en un plato poco profundo. Agregue aceite y condimento italiano. Bolsa de sellado; gire para cubrir el tofu. Marinar en el refrigerador de 2 a 4 horas.

2. Cubra un horno holandés de 5 a 6 cuartos con aceite en aerosol; calentar a fuego medio-alto. Agregue tofu sin escurrir; cocina de 5 a 8 minutos o hasta que el tofu se dore, volteándolo una vez.

3. Agregue el caldo y los tomates enlatados. Llevar a ebullición. Agregue los champiñones, guisantes y espárragos; reducir el calor Cocine a fuego lento de 5 a 7 minutos o solo hasta que las verduras estén tiernas. Agregue el pimiento dulce, los tomates secos y las aceitunas; calentar a través. Si lo desea, cubra las POR-CIONES con queso.

POR PORCIÓN: (1 3/4 tazas)

Calorías: 259
Grasa: 15g (Grasa Sat.: 2g)
Colesterol: 0mg

Sodio: 574mg
Carbs Totales: 19g (Fibra:10g)
Proteína: 16g

SOPA DE ZANAHORIA ASADA

 PORCIONES
4

 PREPARACIÓN
20 MINS

 LISTO EN
1 H 10 MINS

 PLATO
VEG + CARBS

Las zanahorias asadas dulces y abundantes son la base de una sopa satisfactoria que tiene el toque perfecto de jengibre.

INGREDIENTES:

- 1½ Libras de zanahorias, peladas y cortadas en trozos de 2 a 3 pulgadas.
- 1 Cebolla, pelada y cortada en cuartos.
- 3 Dientes de ajo, sin pelar.
- 1 Pieza de 1 pulgada de jengibre fresco, pelado y rebanado.
- 1 Cda. de aceite de oliva.
- 2 Tazas de leche de almendras sin azúcar.
- 1 Taza de caldo de pollo bajo en sodio.
- 1 Cda. pimienta negra molida
- 1 Taza de zanahoria rallada (opcional)
  Hojas frescas de albahaca (opcional).

INSTRUCCIONES:

1. Precaliente el horno a 400 ° F. En un tazón grande, combine los trozos de zanahoria, la cebolla, el ajo y el jengibre. Rociar con aceite de oliva; mezcle bien. Arregle las verduras en una sola capa en una fuente para hornear de 15x10x1 pulgadas. Hornee de 50 a 60 minutos o hasta que las zanahorias estén muy tiernas. Enfriar un poco.

2. Exprima los dientes de ajo de sus cáscaras en un procesador de alimentos o licuadora. Agregue zanahorias asadas, cebolla y jengibre; cubra y procese o mezcle con varias vueltas hasta que las verduras estén picadas. Agregue la leche de almendras, el caldo y la pimienta. Cubra y procese o mezcle hasta que quede suave.

3. Transfiera a una cacerola mediana. Agitar en el agua. Cocine y revuelva hasta que esté bien caliente. Si lo desea, decore con zanahoria rallada y hojas de albahaca.

POR PORCIÓN: (1 1/4 tazas)

Calorías: 138
Grasa: 5g (**Grasa Sat.:** 1g)
Colesterol: 0mg
Sodio: 213mg
Carbs Totales: 21g (**Fibra:** 6g)
Proteína: 3g

SOPA DE POLLO CON VEGETALES

PORCIONES
8

PREPARACIÓN
45 MINS

LISTO EN
1 H

PLATO
PLATO COMPLETO

La cebada agrega textura, sabor y una dosis saludable de Fibra a esta receta de sopa de plato principal saludable para el corazón.

INGREDIENTES:

- **2** Libras de pechuga de pollo deshuesadas y sin piel, cortadas en trozos pequeños
- **1** Cdta. de condimento para aves.
- **2** Cdas. de aceite de oliva.
- **1½** Tazas de champiñones frescos picados.
- **1** Taza de zanahoria picada.
- **½** Taza de cebolla picada.
- **½** Taza de pimiento verde picado.
- **4** Dientes de ajo picados.
- **2** Cdas. de albahaca fresca cortada o 2 cdtas. seca, triturada.
- **1** Cda. de perejil fresco cortado o 1 cdta. perejil seco, triturado.
- **¼** Cdta. de pimienta negra molida.
- **⅛** Cdta. de sal.
- **6** Tazas de agua.
- **2** Cdas. de gránulos de caldo de pollo.
- **1** Libra las papas, cortadas en trozos de 1 pulgada (alrededor de 2 a 3/4 tazas).
- **½** Taza de cebada de cocción rápida.

INSTRUCCIONES:

1. En un tazón mediano, mezcle los trozos de pechuga de pollo con el condimento de pollo; dejar de lado.

2. En un horno holandés de 5 a 6 cuartos, caliente 1 cucharada de aceite a fuego medio. Agregue champiñones, zanahoria, cebolla, pimiento dulce, ajo, albahaca seca y perejil (si se usa), pimienta negra y sal; cocine por 10 minutos, revolviendo ocasionalmente. Retire las verduras del horno holandés; dejar de lado.

3. Agregue la 1 cucharada restante de aceite al horno holandés; calentar a fuego medio. Agregue trozos de pollo; cocina unos 5 minutos o hasta que se dore, revolviendo ocasionalmente. Regrese las verduras al horno holandés. Agregue el agua y los gránulos de caldo de pollo. Llevar a ebullición; agregue las papas y la cebada. Regresar a ebullición; reducir el calor. Cubra y cocine a fuego lento unos 15 minutos o hasta que las papas estén tiernas. Agregue albahaca fresca y perejil (si se usa).

POR PORCIÓN: (1 1/2 tazas)

Calorías: 249
Grasa: 5g **(Grasa Sat.:** 1g**)**
Colesterol: 66mg

Sodio: 705mg
Carbs Totales: 20g **(Fibra:**3g**)**
Proteína: 29g

Tabla de conversión de medidas

Peso

Imperial	Métrica
1/2 oz.	15 g
1 oz.	30 g
2 oz.	60 g
4 oz.	115 g
8 oz.	225 g
12 oz.	340 g
16 oz. o 1 libra	455 g

Temperaturas

Fahrenheit (°F)	Celsius (°C)
250°	120°
300°	150°
325°	165°
350°	180°
375°	190°
400°	200°
425°	220°
450°	230°

Volumen

Imperial	Métrica
1/8 cdta.	0.5 mL
1/4 cdta.	1 mL
1/2 cdta.	2.5 mL
1 cdta.	5 mL
1 cda.	15 mL
2 cda.	30 mL
1 fl oz	30 mL
1/4 taza	60 mL
1/3 taza	80 mL
1/2 taza	125 mL
2/3 taza	165 mL
3/4 taza	190 mL
1 taza	250 mL
1/2 galón (US)	2 L
1 galón (US)	4 L

Liquido

Americano	Imperial	Métrica
1 cda.	1/2 fl oz	15 mL
1/8 taza	1 fl oz	30 mL
1/4 taza	2 fl oz	60 mL
1/2 taza	4 fl oz	120 mL
1 taza	8 fl oz	240 mL
1 medio litro	16 fl oz	480 mL

Te deseo lo mejor en la vida y que puedas disfrutar de una vida saludable junto a las personas que amas.

Andy Hannah

PD si te gustó este libro sobre La dieta de la Diabetes, quisiera pedirte un favor ¿Serías tan amable de ponerle un review en Amazon a este libro? ¡realmente lo apreciaría! Tu opinión me ayudará a mejorar continuamente el contenido del libro, haciéndolo cada vez más relevante y útil para ti y otras personas.

Muchisimas gracias.